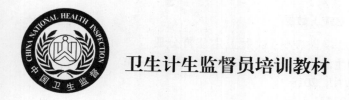

卫生计生监督员培训教材

放射卫生监督分册

国家卫生计生委卫生和计划生育监督中心　组织编写

主　　编　胡　光　高小蔷

副 主 编　江森林　石　岩　马明强　刘庆表

执行主编　吴建军　张鸿斌

编　　委（以姓氏笔画为序）

　　　　　马明强　石　岩　刘　兵　刘庆表　李　涛

　　　　　李宝欣　余　雁　汪　莹　陈春晖

编　　务　刘　昊　左琳琳　黄　静

人民卫生出版社

图书在版编目（CIP）数据

卫生计生监督员培训教材. 放射卫生监督分册 / 国家卫生计生委卫生和计划生育监督中心组织编写. —— 北京：人民卫生出版社，2018

ISBN 978-7-117-27441-8

I. ①卫… II. ①国… III. ①卫生工作 – 执法监督 – 中国 – 岗位培训 – 教材②放射卫生 – 执法监督 – 中国 – 岗位培训 – 教材 IV. ①D922.16

中国版本图书馆 CIP 数据核字（2018）第 253253 号

| 人卫智网 | www.ipmph.com | 医学教育、学术、考试、健康，购书智慧智能综合服务平台 |
| 人卫官网 | www.pmph.com | 人卫官方资讯发布平台 |

卫生计生监督员培训教材
放射卫生监督分册

组织编写：国家卫生计生委卫生和计划生育监督中心
出版发行：人民卫生出版社（中继线 010-59780011）
地　　址：北京市朝阳区潘家园南里 19 号
邮　　编：100021
E - mail：pmph @ pmph.com
购书热线：010-59787592　010-59787584　010-65264830
印　　刷：三河市潮河印业有限公司
经　　销：新华书店
开　　本：710×1000　1/16　印张：7
字　　数：129 千字
版　　次：2018 年 12 月第 1 版　2019 年 11 月第 1 版第 2 次印刷
标准书号：ISBN 978-7-117-27441-8
定　　价：26.00 元

打击盗版举报电话：**010-59787491**　E-mail：**WQ @ pmph.com**
（凡属印装质量问题请与本社市场营销中心联系退换）

前　言

　　卫生计生执法监督是深入推进依法行政、有效推动法治政府建设、推进治理能力现代化，维护人民健康的重要保障。党的十九大提出实施健康中国战略，为人民群众提供全方位全周期的健康服务。为更好地服务健康中国战略，培养监督员的专业能力和专业精神，增强基层执法监督队伍适应新时代中国特色社会主义的发展要求，规范卫生计生执法行为，推进综合监督执法，国家卫生计生委卫生和计划生育监督中心为基层执法监督人员组织编写了卫生计生监督培训系列教材。

　　《卫生计生监督员培训教材——放射卫生监督分册》是基层卫生监督员培训系列教材之一。教材以放射卫生监督网络课程讲义为基础，经多年培训实践修订而成。全书共八章，包括：放射卫生监督概述，放射卫生监督法律依据，医疗机构放射诊疗建设项目卫生审查，放射诊疗许可，医疗机构放射卫生监督，医疗机构放射工作人员监督，放射卫生技术服务机构监督以及放射卫生监督辐射检测概述。

　　教材编写内容以法律为依据，从实际出发，适应新形势下放射卫生监督工作，更具操作性和实用性。在各论中，每个章节都引用了最新的现行法律法规文件及放射卫生标准，突出其实用性和时效性。

　　本教材的编写得到了国家卫生计生委综合监督局、吉林省卫生计生委卫生监督所和放射卫生监督培训教研组的大力支持，在此表示诚挚感谢！

　　由于水平有限，本教材难免有错漏和不妥之处，敬请批评指正。

编　者

2018 年 8 月

目　录

第一章　放射卫生监督概述·································· 1

第二章　放射卫生监督法律依据······················· 5
　　第一节　放射卫生法律法规体系····················· 5
　　第二节　放射卫生防护标准························· 15

第三章　医疗机构放射诊疗建设项目卫生审查············· 20
　　第一节　放射诊疗建设项目卫生审查法律依据··········· 20
　　第二节　放射诊疗建设项目分类分级················· 21
　　第三节　放射诊疗建设项目卫生审查················· 22

第四章　放射诊疗许可····························· 25
　　第一节　放射诊疗许可法律依据····················· 25
　　第二节　放射诊疗许可条件······················· 26
　　第三节　放射诊疗许可审批······················· 28
　　第四节　放射诊疗许可管理······················· 37

第五章　医疗机构放射卫生监督····················· 40
　　第一节　放射卫生监督内容······················· 40
　　第二节　违法行为的行政处罚····················· 56

第六章　医疗机构放射工作人员监督················· 63
　　第一节　放射工作人员监督内容··················· 63
　　第二节　放射工作人员监督要点··················· 70
　　第三节　违法行为的行政处罚····················· 72

第七章　放射卫生技术服务机构监督················· 75
　　第一节　放射卫生技术服务机构资质认证············· 76
　　第二节　放射卫生技术服务机构监督················· 78
　　第三节　违法行为的行政处罚····················· 82

第八章　放射卫生监督辐射检测概述……………………………………84

　第一节　辐射测量基础……………………………………84

　第二节　辐射探测器与测量要求……………………………………94

　第三节　放射诊疗相关辐射检测……………………………………97

第一章

放射卫生监督概述

　　放射卫生监督是指卫生行政部门依据放射卫生法律、法规、规章等的规定,对管理相对人实施监督检查和督促其履行法定义务,并对违法行为依法给予行政处罚的具体卫生计生行政行为。放射卫生监督是国家卫生监督的一部分,是为保证国家放射卫生法律法规贯彻实施而进行的卫生监督活动。国家通过放射卫生立法,预防、控制和消除放射性危害,尽可能降低或避免放射工作人员、受检者(患者)及公众的受照剂量,防止或减少放射损伤现象的发生,保障放射工作人员、受检者(患者)及公众的身体健康与生命安全,促进医用电离辐射技术的合理应用及可持续发展。

　　随着放射卫生法律法规的不断完善和职能的调整,卫生行政部门的监管职责也在不断发生变化,1989 年 10 月 24 日国务院颁布了《放射性同位素与射线装置放射防护条例》(国务院令第 44 号),规定卫生行政部门依法管理生产、使用、销售放射性同位素与射线装置的单位与个人。2002 年 5 月 1 日实施的《中华人民共和国职业病防治法》第八条规定,国务院卫生行政部门统一负责全国职业病防治的监督管理工作;县级以上地方人民政府卫生行政部门负责本行政区域内职业病防治的监督管理工作。2003 年 12 月 8 日中央机构编制委员会下发的《关于放射源安全监管部门职责分工的通知》(中央编办发〔2003〕17 号)中,明确了卫生行政部门的监管职责:负责放射源的职业病危害评价管理工作;负责放射源诊疗技术和医用辐射机构的准入管理;参与放射源的放射性污染事故应急工作,负责放射源的放射性污染事故的医疗应急。2005 年 8 月 31 日国务院颁布了《放射性同位素与射线装置安全和防护条例》(国务院令第 449 号),明确了国务院环境保护主管部门对全国放射性同位素、射线装置的安全和防护工作实施统一监督管理。国务院公安、卫生等部门按照职责分工和本条例的规定,对有关放射性同位素、射线装置的安全和防护工作实施监督管理。2010 年 10 月 8 日中央机构编制委员会下发了《关于职业卫生监管部门职责分工的通知》(中央编办发〔2010〕104 号),对卫生行政部门

1

的放射卫生监管职责再次作了调整，卫生行政部门放射卫生监管主要职责是：负责个人剂量监测、放射防护器材和含放射性产品检测等技术服务机构资质认定和监督管理；负责医疗机构放射性危害控制的监督管理。2011 年 12 月 31 日，国家对 2002 年施行的《中华人民共和国职业病防治法》进行了第一次修正，执法主体发生了改变，由国务院卫生行政部门统一负责全国职业病防治的监督管理工作修改为国务院安全生产监督管理部门、卫生行政部门、劳动保障行政部门依照该法和国务院确定的职责，负责全国职业病防治的监督管理工作，在修改的《中华人民共和国职业病防治法》中第八十九条规定：对医疗机构放射性职业病危害控制的监督管理，由卫生行政部门依照本法的规定实施。可见《中华人民共和国职业病防治法》仍然是卫生行政部门做好医疗机构放射卫生监督的法律依据。依据《中华人民共和国职业病防治法》，卫生部相继出台了《放射诊疗管理规定》和《放射工作人员职业健康管理办法》。为规范放射卫生技术服务行为和放射诊疗建设项目卫生审查管理工作，加强对放射卫生技术服务机构和放射卫生技术评审专家库的管理，保证放射卫生技术评审活动的公平、公正，卫生部于 2012 年 4 月发布了 3 个文件：《放射卫生技术服务机构管理办法》《放射诊疗建设项目卫生审查管理规定》和《放射卫生专家库管理办法》。2016 年 7 月 2 日和 2017 年 11 月 4 日分别对《中华人民共和国职业病防治法》进行了第二次、第三次修正，第八十七条依然规定：对医疗机构放射性职业病危害控制的监督管理，由卫生行政部门依照本法的规定实施，包括在医疗机构中开展放射诊疗、生产放射性药物以及科研工作等产生放射性危害的活动。本教材放射卫生监督是指对医疗机构放射诊疗工作的监督管理。

一、医疗机构放射诊疗许可

《放射性同位素与射线装置安全和防护条例》第三条第二款规定"国务院公安、卫生等部门按照职责分工和本条例的规定，对有关放射性同位素、射线装置的安全和防护工作实施监督管理"。第八条第二款规定"使用放射性同位素和射线装置的医疗卫生机构，还应当获得放射源诊疗技术和医用辐射机构许可"。

卫生部依据《中华人民共和国职业病防治法》《放射性同位素与射线装置安全和防护条例》和《医疗机构管理条例》等法律法规的规定，制定了《放射诊疗管理规定》，该规定第四条规定：医疗机构开展放射诊疗工作，应当具备与其开展的放射诊疗工作相适应的条件，经所在地县级以上地方卫生行政部门的放射诊疗技术和医用辐射机构许可。第十六条规定：医疗机构取得《放射诊疗许可证》后，到核发《医疗机构执业许可证》的卫生行政执业登记部门办理相应诊疗科目登记手续。未取得《放射诊疗许可证》或未进行诊疗科目登记的，不得开展放射诊疗工作。

开展放射治疗、核医学工作的医疗机构，向省级卫生行政部门申请办理；开展介入放射学工作的医疗机构，向设区的市级卫生行政部门申请办理；开展 X 射线影像诊断工作的医疗机构，向县级卫生行政部门申请办理。同时开展不同类别放射诊疗工作的，向具有高类别审批权的卫生行政部门申请办理。

二、医疗机构放射性危害控制的监督

《中华人民共和国职业病防治法》第八十七条规定：对医疗机构放射性职业病危害控制的监督管理，由卫生行政部门依照本法的规定实施，对医疗机构放射性危害控制的监督管理，即对医疗机构放射卫生监督管理，包括医疗机构放射性职业病危害前期预防工作的监督和放射诊疗过程中的安全防护与质量保证的监督。

卫生监督按照性质分为预防性卫生监督和经常性卫生监督，预防性卫生监督是指卫生行政部门依据卫生法律、法规、规章等的规定，对医疗机构放射诊疗建设项目从可行性论证、设计、施工到竣工验收等各阶段进行卫生监督管理的执法活动；经常性卫生监督是指卫生行政部门根据国家法律、法规、规章和标准要求，对医疗机构放射诊疗活动实施定期、不定期的放射卫生监督检查。

预防性卫生监督是对医疗机构放射性职业病危害前期预防工作的监督，主要是对医疗机构放射诊疗建设项目职业病危害放射防护预评价、控制效果评价、放射防护设施设计以及竣工验收的监督。医疗机构的放射性危害主要来自放射诊疗活动，为了有效控制放射性危害，做好职业病危害前期预防工作，对放射防护设施进行职业病危害放射防护预评价，通过预评价来判定拟采取的防护措施是否切实可行，以确保拟采取放射防护设施能有效控制职业危害；对危害严重类建设项目职业病危害放射防护设施设计须进行卫生审查；建设项目竣工验收前要进行职业病危害放射防护控制效果评价，通过监测评价来最终验证所采取的防护设施是否符合有关卫生法律、法规、规章及标准等的要求，能有效控制职业病危害。预防性卫生监督是从源头上控制职业危害，督促放射诊疗机构严格执行国家法律、法规、规章等规定，确保放射工作人员、受检者（患者）及公众的身体健康与安全。

经常性卫生监督是放射诊疗过程中的安全防护与质量保证的监督，主要对医疗机构的放射卫生组织制度、执业条件、防护设施、放射诊疗设备、场所、放射工作人员职业健康监护以及各项制度落实等情况进行监督检查。通过对医疗机构放射卫生监督，来判定医疗机构执行法律、法规及规章等情况。放

3

射卫生监督检查的主要依据是《放射诊疗管理规定》和《放射工作人员职业健康管理办法》。如《放射工作人员职业健康管理办法》(卫生部令第55号)对放射工作人员职业健康监护作出了具体的规定,要求医疗机构对放射工作人员办理《放射工作人员证》,定期组织放射工作人员接受放射防护和有关法律知识培训,安排放射工作人员接受个人剂量监测,组织放射工作人员定期进行职业健康检查以及为放射工作人员建立职业健康监护档案等。《放射诊疗管理规定》(卫生部令第46号)对放射诊疗设置、执业条件以及安全防护与质量保证作出了具体的规定,如对放射诊疗设备的具体要求:新安装、维修或更换重要部件后的设备,应当经省级以上卫生行政部门资质认证的检测机构对其进行检测,合格后方可启用;定期进行稳定性检测、校正和维护保养,由省级以上卫生行政部门资质认证的检测机构每年至少进行一次状态检测;不合格或国家有关部门规定淘汰的放射诊疗设备不得购置、使用、转让和出租。放射诊疗设备的质量好坏将直接影响放射诊疗的质量和安全,所以对放射诊疗设备进行验收检测、定期状态检测和日常稳定性检测尤为重要。国家以法定的形式要求医疗机构依法做好诊疗设备的验收检测、状态检测和稳定性检测等质量保证工作,从而确保放射诊疗的质量和安全。

三、放射卫生技术服务机构的监督管理

放射卫生技术服务机构是放射性职业病防治工作的重要技术支撑,其出具的各种技术报告是卫生行政部门行政许可和卫生监督的重要依据。放射卫生技术服务机构是指为医疗机构提供放射诊疗建设项目职业病危害放射防护评价、放射卫生防护检测,提供放射防护器材和含放射性产品检测、个人剂量监测等技术服务的机构。中央机构编制委员会下发的《关于职业卫生监管部门职责分工的通知》(中央编办发〔2010〕104号)以及原卫生部下发的《卫生部关于印发〈放射卫生技术服务机构管理办法〉等文件的通知》(卫监督发〔2012〕25号),规定了放射卫生技术服务机构由卫生行政部门批准,按照职业病防治法和国家有关法规进行监督管理。

放射卫生技术服务机构服务的能力、出具报告的准确和可靠性将直接关系到放射工作人员和广大公众的切身利益,所以要加强对放射卫生技术服务机构的监督管理,放射卫生技术服务机构在技术服务工作中,做到依法开展各项放射卫生技术服务工作。

第二章

放射卫生监督法律依据

放射卫生法律、法规、规章和放射卫生防护标准是卫生行政部门开展放射卫生监督工作的法律依据，不仅为放射卫生监督与管理提供了行政上和技术上的保证，而且还体现了放射卫生监督与管理的强制性、科学性和权威性。《中华人民共和国职业病防治法》是我国放射卫生监督领域中最基本的一部法律，其颁布实施关系到亿万劳动者的身体健康和切身利益，该法对于我国职业性放射性疾病的防治工作具有重大的现实意义和深远的历史意义。

第一节　放射卫生法律法规体系

放射卫生监督依据的主要法律法规有：《中华人民共和国职业病防治法》《放射诊疗管理规定》《放射工作人员职业健康管理办法》《放射诊疗许可证发放管理程序》《放射卫生技术服务机构管理办法》《放射诊疗建设项目卫生审查管理办法》等。

一、《中华人民共和国职业病防治法》

（一）颁布施行与修改

自 2002 年 5 月 1 日起施行以来，《中华人民共和国职业病防治法》对全国职业病防治工作起到了重大的推动作用，工作场所职业病危害因素检测率、劳动者职业健康检查率有了大幅度的提高，劳动者的健康权益得到了保障。然而，在实施过程中，也发现有许多地方还需进一步完善。2011 年 12 月 31 日全国人民代表大会常务委员会通过了"关于修改《中华人民共和国职业病防治法》的决定"，对该法进行了第一次修改；2016 年 7 月 2 日通过了关于修改《中华人民共和国节约能源法等六部法律的决定》，对该法进行了第二次修改，2017 年 11 月 4 日进行了第三次修改；修改后的《中华人民共和国职业病防治法》进一步明确了各职业卫生监管部门的职责。

（二）卫生行政部门的监管职责

2002 年 5 月 1 日实施的《中华人民共和国职业病防治法》，其执法主体主要是卫生行政部门，由卫生行政部门负责职业病防治的监督管理工作。《中华人民共和国职业病防治法》第一次修改的主要内容是将执法主体进行了修改，由国务院卫生行政部门改为国务院安全生产监督管理部门、卫生行政部门、劳动保障行政部门依照本法和国务院确定的职责，负责全国职业病防治的监督管理工作，修改后的《中华人民共和国职业病防治法》规定了卫生行政部门的监督职责是：对医疗机构放射性职业病危害控制的监督管理；对职业健康检查机构、职业病诊断机构进行监督管理；对医疗卫生机构职业病、疑似职业病的报告进行监督管理，卫生行政部门不再对各类企业的职业病防治工作进行监督管理。

《中华人民共和国职业病防治法》第二次修改的内容不多，在放射卫生监督管理方面，特别强调了医疗机构可能产生放射性职业病危害的建设项目由卫生行政部门负责建设项目职业病危害预评价报告审核、防护设施设计审查及竣工验收。同时，明确了医疗机构放射性危害建设项目违反本法规定的，由卫生行政部门依法查处。

《中华人民共和国职业病防治法》第三次修改的主要内容如下：一是将第三十五条第三款"职业健康检查应当由省级以上人民政府卫生行政部门批准的医疗卫生机构承担"修改为"职业健康检查应当由取得《医疗机构执业许可证》的医疗卫生机构承担。卫生行政部门应当加强对职业健康检查工作的规范管理，具体管理办法由国务院卫生行政部门制定"，取消了职业健康检查机构的行政审批；二是删去第四十六条第三款"承担职业病诊断的医疗卫生机构在进行职业病诊断时，应当组织三名以上取得职业病诊断资格的执业医师集体诊断"，将第四款"职业病诊断证明书应当由参与诊断的医师共同签署，并经承担职业病诊断的医疗卫生机构审核盖章"改为第三款，并将内容修改为"职业病诊断证明书应当由参与诊断的取得职业病诊断资格的执业医师签署，并经承担职业病诊断的医疗卫生机构审核盖章。"

（三）医疗机构放射性危害建设项目管理

1. 卫生行政部门对医疗机构放射诊疗建设项目的监督要求《中华人民共和国职业病防治法》第十七条规定：医疗机构建设项目可能产生放射性职业病危害的，建设单位应当向卫生行政部门提交放射性职业病危害预评价报告。未提交预评价报告或者预评价报告未经卫生行政部门审核同意的，不得开工建设。第十八条规定：医疗机构放射性职业病危害严重的建设项目的防护设施设计，应当经卫生行政部门审查同意后，方可施工。医疗机构可能产生放射性职业病危害的建设项目竣工验收时，其放射性职业病防护设施经卫生行政部门验收合格后，方可投入使用。从以上两个条款可以看出，对职业病危害一般的建设项目，应进行建设项目预评价和竣工验收；对职业病危害严重类的建设项目，除进行建设项目预评价和竣工验收外，在施工前还要进行防护设施设计审查。

为了贯彻落实《中华人民共和国职业病防治法》，原国家卫生计生委办公厅于 2016 年 9 月 9 日下发了《关于贯彻落实〈职业病防治法〉做好医疗机构放射性职业病危害监督管理工作的通知》（国卫办监督发〔2016〕38 号），该通知进一步明确了对医疗机构放射性职业病危害建设项目的管理要求，对于放射性危害严重类建设项目的防护设施设计不作单独审批，而是将其内容纳入预评价报告一起审批，这样不仅减轻了医疗机构的负担，也简化了卫生行政的审批程序，缩短了行政审批的时间。

2. 医疗机构放射诊疗建设项目分类　医疗机构存在的放射性危害建设项目主要针对放射诊疗建设项目，而非放射诊疗建设项目相对来说比较少，如部分医院在动物实验中应用到 PET-CT 检查等。按照可能产生的放射性危害程度与诊疗风险，放射诊疗建设项目分为危害严重和危害一般两类。

危害严重类的放射诊疗建设项目：包括立体定向放射治疗装置（如 γ 刀、X 刀等）、医用加速器、质子治疗装置、重离子治疗装置、钴 -60 治疗机、中子治疗装置与后装治疗机等放射治疗设施，正电子发射计算机断层显像装置（PET）、单光子发射计算机断层显像装置（SPECT）及使用放射性药物进行治疗的核医学设施。

而危害一般类的放射诊疗建设项目：主要是除危害严重类以外的其他放射诊疗建设项目，如 X 射线治疗机、放射性核素敷贴治疗、介入放射学设备（DSA）、医用诊断 X 线机（包括牙科 X 线机）等设施。

（四）法律责任

对于医疗机构放射诊疗建设项目，医疗机构可能存在的违法行为有：

1. 医疗机构未按照规定提交放射性职业病危害预评价报告，或者预评价报告未经卫生行政部门审核同意，开工建设的；

2. 放射性职业病危害严重的建设项目的防护设施设计未经卫生行政部门审查同意擅自施工的；

3. 未按照规定对职业病防护设施进行职业病危害控制效果评价的；

4. 建设项目竣工投入生产和使用前，职业病防护设施未按照规定验收合格的。

医疗机构存在上述行为之一的，由卫生行政部门给予警告，责令限期改正；逾期不改正的，处 10 万元以上 50 万元以下的罚款；情节严重的，责令停止产生职业病危害的作业，或者提请有关人民政府按照国务院规定的权限责令停建、关闭。

对于职业健康检查机构、职业病诊断机构以及其他医疗卫生机构的职业病、疑似职业病报告等方面存在的法律责任在这里不作介绍，本教材主要针对医疗机构放射性职业病危害控制的监督管理。

（五）法律应用

举例：某县卫生局放射卫生监督员对某持有有效《放射诊疗许可证》（许可项目为：X线影像诊断）的医疗机构进行日常监督检查，发现该医疗机构某机房正在使用的一台数字X射线机（DR）未登记在《放射诊疗许可证》的副本上，经询问，该DR所在机房建设时未按规定提交建设项目放射性职业病危害预评价报告，投入使用前其职业病防护设施未按规定验收。针对上述情况，监督执法人员该如何依法查处？

对于医疗机构放射诊疗建设项目的监督管理，新修改的《中华人民共和国职业病防治法》第十七条和第十八条已经作了明确的规定，在法律适用上，监督执法人员应严格依据《中华人民共和国职业病防治法》对该医疗机构进行依法查处。

从案例情况看，该医疗机构使用的DR属于普通X射线机，故其所建机房属于放射诊疗建设项目职业病危害一般类的建设项目。按照《中华人民共和国职业病防治法》规定，该医疗机构需要提交建设项目放射性职业病危害预评价报告，并按照规定对该机房职业病防护设施进行竣工验收，验收合格后，并按照《放射诊疗许可证发放程序》进行放射诊疗设备变更，变更通过后方可投入使用。

在实际查处中，该案例的案由可以描述为：某某医疗机构DR机房放射诊疗建设项目未提交放射性职业病危害预评价报告擅自开工建设案或职业病防护设施未按照规定验收合格擅自使用案。

该案例违法行为明确，适用的违法条款、处罚条款在《中华人民共和国职业病防治法》中很具体，在实施处罚过程中不会引起法律适用错误，但是，在案件评查过程中，经常发现对于医疗机构违反放射诊疗建设项目管理擅自使用放射诊疗设备的行为，按照未取得《放射诊疗许可证》或超出许可范围予以行政处罚。《中华人民共和国职业病防治法》立法的目的首先是预防、控制和消除职业病，对于职业危害因素必须从源头上予以控制，从《中华人民共和国职业病防治法》全文可以看出，对于放射诊疗建设项目的管理，明确了医疗机构应承担的具体职责，如违反，则承担相应的后果，而对于放射诊疗设备使用过程中存在的违反行为，《放射诊疗管理规定》有具体的处罚条款，因此，对于医疗机构违反放射诊疗建设项目管理的，应适用《中华人民共和国职业病防治法》。

二、《放射诊疗管理规定》

2006年1月24日颁布的《放射诊疗管理规定》（卫生部长令第46号）是卫生行政部门开展放射卫生监督最常用的法律依据，该规定对医疗机构申请放射诊疗许可、放射防护安全与质量保证以及法律责任等方面作出了具体的规定，保证了医疗质量和医疗安全，保障了放射诊疗工作人员、患者和公众的健康权益。

（一）放射诊疗许可

医疗机构要从事放射诊疗工作，必须依法取得《放射诊疗许可证》。《放射诊疗管理规定》从医疗机构基本条件、人员条件、设备条件、安全防护装置、辐射检测仪器和个人防护用品配备及警示标志设置等方面对放射诊疗许可作了具体的规定。

1. 基本条件

（1）具有经核准登记的医学影像科诊疗科目。

（2）具有符合国家相关标准和规定的放射诊疗场所和配套设施。

（3）具有质量控制与安全防护专（兼）职管理人员和管理制度，并配备必要的防护用品和监测仪器。

（4）产生放射性废气、废液、固体废物的，具有确保放射性废气、废液、固体废物达标排放的处理能力或者可行的处理方案。

（5）具有放射事件应急处理预案。

基本条件是医疗机构开展放射诊疗活动的基础，放射卫生监督员在日常监督过程中，一定要熟悉放射防护标准，不同的放射诊疗设备和放射性药物等辐射源项有各自的放射防护要求，对医疗机构放射诊疗场所不符合相关标准和规定的，不予许可；对取得许可使用后不符合的，可依据本规定进行依法查处。

2. 人员条件

（1）放射治疗：放射肿瘤医师、放射治疗技师、病理学技术人员、医学影像学技术人员或医学物理人员等。

（2）核医学：核医学医师、病理学技术人员、医学影像学技术人员或核医学技师。

（3）介入放射学：放射影像医师、放射影像技师和相关内、外科的专业技术人员。

（4）X射线影像诊断：放射影像医师。

人员是医疗机构开展放射诊疗工作的关键，开展放射治疗、核医学、介入放射学和X射线影像诊断的应当配备相应的专业技术人员。如，开展放射治疗的,应当配备放射肿瘤医师、放射治疗技师、病理学技术人员、医学影像学技术人员或医学物理人员等,上述人员应具有相应学历或专业技术职务任职资格,对于医学物理人员,一般监督检查其是否具有医学物理师培训合格证明,核医学医师核查其医师执业证书的执业范围是否是医学影像与放射治疗,其他卫技人员核实其相应的证明材料,主要是医师执业证书和任职资格证书等。

3. 设备条件 设备是开展放射诊疗工作的工具,必不可少。如,开展放射治疗,至少要有 1 台远距离放射治疗装置,并具有模拟定位设备和相应的治疗计划系统等,在这里强调一下,皮肤敷贴治疗除外;开展核医学的,应具有相应核医学设备及其他相关设备;开展介入放射学的,应具有带影像增强器的医用诊断 X 射线机、数字减影装置等;开展 X 射线影像诊断的,应有医用诊断 X 射线机或 CT 机等。对于上述设备,特别要关注放射治疗中的模拟定位设备,普通的 X 射线机和 CT 不宜作为模拟定位设备。

4. 安全防护装置、辐射检测仪器和个人防护用品

(1)放射治疗场所:按照相应标准设置多重安全联锁系统、剂量监测系统、影像监控、对讲装置和固定式剂量监测报警装置;配备放疗剂量仪、剂量扫描装置和个人剂量报警仪。

(2)核医学场所:设有专门的放射性同位素分装、注射、储存场所,放射性废物屏蔽设备和存放场所;配备活度计、放射性表面污染监测仪。

(3)介入放射学场所:配备工作人员防护用品和受检者个人防护用品。

(4)X 射线影像诊断场所:配备工作人员防护用品和受检者个人防护用品。

为了保障放射诊疗工作中受检者的安全,《放射诊疗管理规定》规定了医疗机构根据不同的诊疗类别,分别设置或配备安全防护装置、辐射检测仪器和个人防护用品。如,放射治疗场所应按照相应标准设置多重安全联锁系统、剂量监测系统、影像监控、对讲装置和固定式剂量监测报警装置;配备放疗剂量仪、剂量扫描装置和个人剂量报警仪等。由于放射治疗使用的辐射源项既有放射源又有射线装置,所以特别强调要按"相应标准"设置,如对于直线加速器治疗场所就不需要设置固定式剂量监测报警装置,固定式剂量监测报警装置主要是针对涉及放射源的治疗场所。

5. 警示标志

(1)装有放射性同位素和放射性废物的设备、容器,设有电离辐射标志。

(2)放射性同位素和放射性废物储存场所,设有电离辐射警告标志及必要的文字说明。

(3)放射诊疗工作场所的入口处,设有电离辐射警告标志。

（4）放射诊疗工作场所应当按照有关标准的要求分为控制区、监督区，在控制区进出口及其他适当位置，设有电离辐射警告标志和工作指示灯。

警示标志具有警示与告知的作用，对于设备和容器上的警示标志，主要是告知使用者，故只要设有电离辐射标志即可，不需要标明中文警示说明；对于放射诊疗工作场所，主要告知受检者和公众，要当心电离辐射，故不仅要设有电离辐射标志，而且要有中文警示说明，所以设置的是电离辐射警告标志。

（二）放射诊疗许可管理

1. 科目登记 医疗机构取得《放射诊疗许可证》后，必须要到核发《医疗机构执业许可证》的卫生计生行政执业登记部门办理相应诊疗科目登记手续，这里的执业登记部门是指对该医疗机构发放《医疗机构执业许可证》的卫生行政部门。执业登记部门根据许可情况，将医学影像科核准到二级诊疗科目。与医疗机构放射诊疗许可相关的二级科目有：X线影像诊断、X-CT诊断、放射治疗、核医学和介入放射学等。

2. 许可校验 《放射诊疗许可证》与《医疗机构执业许可证》同时校验，申请校验时应当提交本周期有关放射诊疗设备性能与辐射工作场所的检测报告、放射诊疗工作人员健康监护资料和工作开展情况报告。在这里，一定要注意"本周期"的含义，不要理解错误。

3. 许可变更 医疗机构变更放射诊疗项目的，应当向放射诊疗许可批准机关提出许可变更申请，并提交变更许可项目名称、放射防护评价报告等资料；同时向卫生行政执业登记部门提出诊疗科目变更申请，提交变更登记项目及变更理由等资料。许可变更可能涉及2个卫生行政部门。

4. 许可注销 许可注销由原批准部门负责，注销后应登记存档，予以公告。

（三）放射防护安全与质量保证

医疗机构开展放射诊疗工作，必须要做好放射防护与质量保证，重点要做好以下几项放射防护安全与质量保证工作：

1. 制定质量保证和安全防护制度。

2. 开展放射诊疗设备状态检测和稳定性检测。

3. 开展放射诊疗工作场所放射防护检测。

4. 做好放射工作人员职业健康监护。

5. 做好医疗照射正当化和放射防护最优化。

6. 及时做好放射事件的应急处置与报告工作。

对于设备的稳定性检测应按相应标准定期进行，状态检测每年至少进行一次，对于设备的技术指标和安全、防护性能不符合有关标准与要求的，应依法查处。

《放射诊疗管理规定》没有明确对放射诊疗工作场所放射防护检测的周期,监督检查时应结合《医疗机构执业许可证》《放射诊疗许可证》的校验,依照相应放射防护标准,核对各类放射诊疗场所的放射防护检测周期,对检测周期与结果不符合相关标准要求的应依法查处。如医疗机构《放射诊疗许可证》的校验周期为1年的,则该单位各放射工作场所应每年进行一次放射防护检测;如校验周期为3年的,则该单位各放射工作场所应至少每3年进行一次检测,标准另有规定的除外,如:《X射线计算机断层摄影放射防护要求》(GBZ 165—2012)规定,CT机房周围辐射水平每年检测一次。

（四）法律适用

对于《放射诊疗管理规定》在法律适用上,参考下列原则:

1. 医疗机构违反建设项目职业病危害预评价、防护设施设计审查和竣工验收有关规定的,必须按照《中华人民共和国职业病防治法》的规定进行处罚。

2.《中华人民共和国职业病防治法》《放射诊疗管理规定》都有规定,可选择适用《中华人民共和国职业病防治法》或《放射诊疗管理规定》,但必须保证义务条款与责任条款一致性。

3.《中华人民共和国职业病防治法》有规定,《放射诊疗管理规定》无规定,适用《中华人民共和国职业病防治法》。

4.《中华人民共和国职业病防治法》无规定,《放射诊疗管理规定》有规定,适用《放射诊疗管理规定》。

5.《中华人民共和国职业病防治法》《放射诊疗管理规定》规定有冲突的,适用《中华人民共和国职业病防治法》。

三、《放射工作人员职业健康管理办法》

（一）放射工作人员职业健康管理

2007年6月3日颁布的《放射工作人员职业健康管理办法》(卫生部长令第55号)是卫生行政部门对放射工作人员职业健康进行监督管理的法律依据。《放射工作人员职业健康管理办法》首先规定了放射工作人员上岗前必须接受放射防护和有关法律知识培训,上岗后每两年需要复训,《医学放射工作人员放射防护知识培训规范》(GBZ/T 149—2015)规定了具体培训的方法和内容。第二,对放射工作人员上岗前、在岗期间和离岗时的职业健康检查以及对职业健康检查中发现的不宜继续从事放射工作的人员、需要复查和医学观察的放射工作人员、疑似职业性放射性疾病患者的安置、处理和用人单位的职业病报告等作出具体规定,并规定了用人单位对放射工作人员职业健康检查结果的告知义务和时限,对孕妇、哺乳期妇女应采取的特殊保护措施。第三,规定了放射工作人员在进入各类放射工作场所时应如何佩戴个人剂量计,也明确了个人剂量计的监测周期及监测结果的记录等。

（二）法律应用

对于放射工作单位违反《放射工作人员职业健康管理办法》,卫生行政部门对其实施行政处罚时除第三十九条"放射工作单位违反本办法,未给从事放射工作的人员办理《放射工作人员证》的,由卫生行政部门责令限期改正,给予警告,并可处 3 万元以下的罚款"外,其余引用的条款均是按照《中华人民共和国职业病防治法》某某条,由于《中华人民共和国职业病防治法》历经 3 次修改,所对应的条款均已变动,在操作上引用《放射工作人员职业健康管理办法》规定的《中华人民共和国职业病防治法》的某某条存在不妥,无法保证义务条款与责任条款一致,而《放射工作人员职业健康管理办法》中医疗机构违反对放射工作人员的职业健康管理,其相关内容在《放射诊疗管理规定》和《中华人民共和国职业病防治法》中均有相应的管理和处罚规定,对此,对医疗机构在放射工作人员职业健康管理方面的违法行为,应依据《放射诊疗管理规定》或新修改的《中华人民共和国职业病防治法》直接进行查处。

四、规范性文件

（一）《卫生部关于印发〈放射诊疗许可证发放管理程序〉的通知》（卫监督发〔2006〕479 号）

《放射诊疗许可证发放管理程序》是落实《放射诊疗管理规定》中对医疗机构申请放射诊疗许可的操作性文件,明确了医疗机构放射诊疗许可证发放的具体程序和要求,统一了放射诊疗许可申请表、放射诊疗许可现场审核表和审核标准。主要内容分为放射诊疗许可申请和放射诊疗许可证的校验、变更和注销两部分。

1. 放射诊疗许可申请

（1）放射诊疗许可申请表。

（2）《医疗机构执业许可证》（复印件）或《设置医疗机构批准书》（复印件）。

（3）放射诊疗工作人员专业技术职务任职资格证书（复印件）。

（4）放射诊疗设备清单。

（5）属于配置许可管理的放射诊疗设备,尚需提交大型医用设备配置许可证明文件（复印件）。

（6）《辐射安全许可证》（复印件）。

（7）本年度放射诊疗设备防护性能检测报告（复印件）。

（8）新建、改建、扩建项目,需要提交放射诊疗建设项目竣工验收合格证明文件（复印件）。

医疗机构申请放射诊疗许可,必须提交相应资料,如放射诊疗许可申请表、《医疗机构执业许可证》、放射诊疗工作人员专业技术职务任职资格证书、放射诊疗设备清单、大型医用设备配置许可证明文件、《辐射安全许可证》、放射诊疗设备防护性能检测报告和放射诊疗建设项目竣工验收合格证明文件等。这里要特别强调,由环境保护部门颁发的《辐射安全许可证》是许可的条件之一,不得缺少,同时,该程序对涉及使用大型医用设备的放射诊疗机构,还需提交大型医用设备配置许可证明文件。

2. 放射诊疗许可的校验、变更和注销

《放射诊疗许可证》的校验与《医疗机构执业许可证》的校验一并进行,规定了由核发《医疗机构执业许可证》的卫生行政部门负责具体校验事宜。

医疗机构变更放射诊疗场所、诊疗设备或诊疗项目的,应向有变更项目审批权的卫生行政部门申请办理变更手续。

医疗机构申请注销放射诊疗许可的以及其他注销情形的,由原许可的卫生行政部门负责注销,并予以公告。

(二)《卫生部关于印发〈放射卫生技术服务机构管理办法〉等文件的通知》(卫监督发〔2012〕25号)

2012年4月12日,原卫生部印发了《放射卫生技术服务机构管理办法》等文件的通知,该文件的主要内容是落实文件的3个附件,分别是《放射卫生技术服务机构管理办法》《放射诊疗建设项目卫生审查管理规定》《放射卫生技术评审专家库管理办法》。

1.《放射卫生技术服务机构管理办法》 该办法明确了放射卫生技术服务机构是指为医疗机构提供放射诊疗建设项目职业病危害放射防护评价、放射卫生防护检测,提供放射防护器材和含放射性产品检测、个人剂量监测等技术服务的机构;明确了放射卫生技术服务的范围包括:放射诊疗建设项目职业病危害放射防护评价;放射防护器材和含放射性产品检测;放射卫生防护检测以及个人剂量监测。

规定了原卫生部负责放射诊疗建设项目职业病危害放射防护评价(甲级)、放射防护器材和含放射性产品检测放射卫生技术服务机构的资质审定工作。

省级卫生行政部门负责放射诊疗建设项目职业病危害放射防护评价(乙级)、放射卫生防护检测和个人剂量监测放射卫生技术服务机构的资质审定工作。同时规定了放射卫生技术服务机构可以跨地域开展相应工作。

2015年7月16日,原国家卫生计生委下发了《国家卫生计生委关于放射卫生技术服务机构(甲级)审批职责下放后加强监管职责的通知》(国卫监督法〔2015〕75号),明确了将放射防护器材和含放射性产品检测机构、放射卫生技术服务机构(甲级)资质的审批职责下放至省级卫生行政部门。目前对于放射卫生技术服务机构资质的审批工作均由各省级卫生行政部门负责。

2.《放射诊疗建设项目卫生审查管理规定》 该规定对放射诊疗建设项目的卫生审查实施分类分级管理。一方面将放射诊疗建设项目按照可能产生的放射性危害程度与诊疗风险分为危害严重和危害一般两类,对放射性危害严重类的建设项目,应编制评价报告书。对放射性危害一般类的建设项目,编制评价报告表;另一方面,根据建设项目的类别,明确了省、市、县3级卫生行政部门对放射诊疗建设项目进行审查的职责。省级卫生行政部门负责放射治疗、核医学建设项目的卫生审查,地市级卫生行政部门负责介入放射学建设项目的卫生审查,县区级卫生行政部门负责X射线影像诊断建设项目的卫生审查。同一医疗机构有不同类别放射诊疗建设项目的,卫生审查由具有高类别审批权限的卫生行政部门负责。

3.《放射卫生技术评审专家库管理办法》 该办法明确了设立两个放射卫生技术评审专家库,原卫生部和省级卫生行政部门分别设立国家级放射卫生技术评审专家库和省级放射卫生技术评审专家库。要求专家库成员由放射防护、放射卫生检测、放射诊疗与核事故医学应急和放射卫生监督管理等放射卫生相关专业领域的专家组成。同时,规定了专家库成员的主要职责及其应当遵守的规定。

4.《国家卫生计生委办公厅关于贯彻落实〈职业病防治法〉做好医疗机构放射性职业病危害监督管理工作的通知》(国卫办监督发〔2016〕38号) 通知要求落实医疗机构主体责任,加强医疗机构放射性职业病危害前期预防工作。医疗机构可能产生放射性职业病危害的建设项目,应当向卫生行政部门提交放射性职业病危害预评价报告,危害严重类建设项目的防护设施设计的内容应当包含在预评价报告中,未提交预评价报告或者预评价报告未经卫生行政部门审核同意的,不得开工建设。医疗机构放射性职业病危害建设项目竣工验收时,应当将医疗机构放射诊疗许可申请时需要的现场审核内容一并纳入,通过放射性职业病危害建设项目竣工验收的,在其申请放射诊疗许可时不再进行现场审核。同时加强监督执法,严肃查处违法违规行为,发现医疗机构放射性职业病危害建设项目未经预评价报告审核开工建设的,应当立即责令停止;未进行控制效果评价、竣工验收开展诊疗活动的,应当要求立即停止诊疗活动,并依法依规严肃处理。

第二节 放射卫生防护标准

放射卫生防护标准是随着科学技术的发展和人们对电离辐射认识的深

化,以及放射性同位素和射线装置的广泛应用而不断地更新和完善。我国放射卫生防护标准迄今经历了 4 个版本的升级换代。

一、放射卫生防护标准的历史

第一代标准的代表是 1960 年国务院颁发的《放射性工作卫生防护暂行规定》,由于当时的技术标准是和行政法规融为一体,常以法规和技术文件形式发布实施,所以"暂行规定"可以视为我国第一代放射防护基本标准。

第二代标准是在"放射性工作卫生防护暂行规定"的基础上,经过补充、修改由原国家计划委员会、国家基本建设委员会、国防科学技术委员会和卫生部联合发布的《放射防护规定》。

第三代标准的代表分别是《放射卫生防护基本标准》(GB 4792—84)和《辐射防护规定》(GB 8703—88),他们分别由卫生行政部门和环境保护部门负责制定,在 80 年代形成了我国两个放射防护标准并存的情况。这两个标准虽然原则上大致相同,但又有若干不一致的地方,给各地贯彻执行带来了很多困扰。

鉴于第三代标准在实际执行时存在的问题,本着遵循从我国实际出发,与国际接轨的基本原则,以国际放射防护委员会第 60 号出版物和国际原子能机构第 115 号安全丛书为基础,于 2002 年联合颁布了《电离辐射防护与辐射源安全基本标准》(GB 18871—2002),从而结束了两个标准共存的局面,成为我国第四代放射防护标准。

二、放射卫生防护标准解析

根据标准的内容和适用范围,放射卫生防护标准基本可分为:基础类、放射防护要求类、放射性疾病诊断与处理类、核与辐射卫生应急类、方法类、建设项目辐射防护评价类和健康管理类等,截至目前,有效的放射卫生防护标准有 140 多个,下面重点介绍与放射卫生监督关系比较密切,应用最广的几个标准。

(一)《电离辐射防护与辐射源安全基本标准》(GB 18871—2002)

《电离辐射防护与辐射源安全基本标准》(GB 18871—2002)是放射卫生防护的基本标准,是其他相关标准制定的重要依据。

该标准确定了放射防护标准的范围、明确了人类从事的实践和干预两大类活动的定义、划分了不同照射情况的类型,并针对不同类型的活动情况提出防护方面的一般要求和详细要求。该标准等效采用了国际原子能机构等 6 个国际组织共同制定的《国际电离辐射防护与辐射安全的基本标准》,吸取了当时国际和世界各国辐射防护的新成果,保留了我国贯彻实施《放射卫生防护基本标准》(GB 4792—84)与《辐射防护规定》(GB 8703—88)所取得的技术实践经验以及一些行之有效的规定,同时,不涉及审管部门的具体行政职责分工。

（二）《医用X射线诊断放射防护要求》（GBZ 130—2013）

1. 主要内容　包括适用范围、X射线设备防护性能的技术要求、X射线设备机房防护设施的技术要求、医用X射线诊断防护安全操作要求和X射线设备及场所的防护检测要求等。

《医用X射线诊断放射防护要求》（GBZ 130—2013）是放射防护标准中最具有代表性的标准,其应用范围最广,涉及监督管理的设备数量最多,约占90%以上。该标准适用于医用诊断放射学、牙科放射学和介入放射学实践。在X射线设备防护性能的技术要求方面,给出了通用要求与各类型X射线设备的专用要求;在X射线设备机房防护设施的技术要求方面,给出了各类型X射线机机房内的最小使用面积和最小单边长度,同时,也给出了各机房的屏蔽防护铅当量厚度的要求;在医用X射线诊断防护安全操作要求方面既给出了安全操作的一般要求,也给出了各类型设备操作的具体要求;在X射线设备及场所的防护检测要求方面,不仅给出了X射线设备防护性能的检测要求,也给出了X射线设备机房防护设施和机房周围辐射剂量检测要求。

2. 机房屏蔽防护要求　X射线机房的屏蔽防护要求是本标准的核心内容,从放射诊疗建设项目审查到日常的放射卫生监督均需要参考本标准。本标准对机房的屏蔽防护采用了周围剂量当量率和年有效剂量来控制,规定了CT机、乳腺摄影、口内牙片摄影、牙科全景摄影、牙科全景头颅摄影机及具有透视功能的X射线机在透视条件下检测时,以周围剂量当量率来控制,其机房外的目标值应不大于 2.5μSv/h;其余各种类型的摄影机房以年有效剂量来控制,要求机房外人员可能受到照射的年有效剂量约束值应不大于 0.25mSv。

对于卫生监督员在现场监督执法中,机房屏蔽体外具体的周围剂量当量率控制值具有操作简单,对违法行为的查处起到及时、有效的作用,但在本标准中,对于DR等类型的摄影机房未采取周围剂量当量率,而是采用年有效剂量约束值来控制,这对于监督员在现场执法时,判断某个机房的防护是否符合要求存在一定困难,对此,监督执法人员要熟悉和掌握相关的放射防护基础知识,结合医疗机构所使用的X射线机的工作负荷,根据检测评价机构的检测报告来综合判断机房的防护是否合格。

3. 标准应用　《放射诊疗管理规定》规定了医疗机构开展放射诊疗工作应当具备的基本条件之一是具有符合国家相关标准和规定的放射诊疗场所和配套设施;《医用X射线诊断放射防护要求》对医疗机构开展放射诊疗工作的设备防护性能、工作场所防护设施、个人防护用品配置、电离辐射警示标志设置以及工作指示灯等均作了具体规定,因此,对于医疗机构不符合本标准规定的,在对医疗机构实施行政处罚适用法律上,可以按照《放射诊疗管理规定》

进行依法查处。

（三）《医用常规X射线诊断设备影像质量控制检测规范》（WS 76-2017）

1. 主要内容　包括适用范围、质量控制检测、检测结果评价及处理、质量保证的记录及资料、检测项目及技术要求和质量控制检测方法等。

《医用常规X射线诊断设备影像质量控制检测规范》是目前应用最广的X设备质量控制检测方面的标准，他整合了《医用X射线诊断设备影像质量控制检测规范》（WS/T 189—1999）和《医用X射线诊断影像质量保证的一般要求》（WS/T 76—1996）两个标准，适用于医用常规X射线诊断影像的质量控制检测，包括传统屏片X射线摄影设备、X射线透视设备。同时，对DR通用性能指标部分、介入放射学设备、移动式X射线摄影设备和便携式X射线设备可参照本标准使用。但不适用于医用常规X射线诊断设备生产过程的质量控制检测。

另外，本标准规定了X射线摄影设备的质量控制检测方法和X射线摄影设备的检测项目与技术要求。

在质量控制检测方面，不仅明确了检测分为验收检测、状态检测和稳定性检测，并对检测所使用的仪器和模体进行了规定；对于检测结果评价及处理和质量保证的记录及资料方面，该标准既规定了对检测结果不合格的处理，也规定了对检测资料如何保存，以便今后参照使用。

2. 标准应用　对于卫生监督员在现场监督过程中，单一指标的判断比较简单，只要核实放射卫生技术服务机构出具的设备性能检测报告，但要判断某个设备是否符合要求时，就存在一定困难，作为监督执法人员，应一一核对被监督设备的各个检测指标，对某一指标检测结果不符合标准时，应按照本标准规定，要求医疗机构查找原因，加以校正，如无法校正，应更换部件、限制使用范围或更新设备；当某些指标无法检测时，应作具体的说明，由于该标准附录所列的指标均属于强制性检测指标，因此，当某一指标检测不合格，又无法按照上述要求进行整改时，应判断该设备性能检测不合格。

（四）《建设项目职业病危害放射防护评价报告编制规范》（GBZ/T 181—2006）

该标准是编制放射诊疗建设项目职业病危害放射防护评价报告的基础标准，规定了建设项目职业病危害放射防护报告书（表）的内容与格式，不仅适用于医疗机构的放射诊疗建设项目，也适用于工业企业的放射性危害建设项目，包括：①核设施；②密封源工作场所；③非密封源工作场所；④射线装置工作场所。

（五）《放射工作人员的健康要求》（GBZ 98—2017）

该标准规定了放射工作人员的基本健康要求和不宜从事放射工作的指

证。适用于所有从事内、外照射的放射工作人员。

该标准明确规定,放射工作的适任性评价必须由授权的医疗机构具有资质的执业医师提出,并将适任性判断分为:可以从事放射工作;可继续原放射工作;暂时脱离放射工作;在一定限制条件下可从事放射工作;不宜从事放射工作而调整做其他非放射工作。

(六)《放射工作人员职业健康监护技术规范》(GBZ 235—2011)

该标准规定了放射工作人员职业健康监护的基本原则和技术要求,明确了职业健康检查包括上岗前、在岗期间和离岗时的检查,并对各时期的健康检查项目作了具体规定,主检医师应对每份《放射工作人员职业健康检查表》进行审核并填写检查结论和处理意见,未经主检医师签名,不得出具检查报告。

放射卫生监督员在应用放射卫生防护标准时,首先要了解标准的属性,是强制性标准还是推荐性标准,是全文强制还是部分章节强制;其次要了解标准的适用范围,是适用全部放射诊疗设备还是部分设备,避免应用错误。只有这样,才能对医疗机构违法行为进行查处时,能够正确适用放射卫生法律法规和相应的放射卫生防护标准。

第三章

医疗机构放射诊疗建设项目卫生审查

职业病危害建设项目是指可能产生职业病危害的新建、改建、扩建项目和技术改造、技术引进项目。医疗机构放射诊疗建设项目（以下简称"放射诊疗建设项目"）是以放射性职业病危害为主的建设项目，具体是指使用放射性同位素和射线装置并产生职业性有害因素的建设项目。放射诊疗建设项目实行分级、分类管理，依据相关法律法规，卫生行政部门对放射诊疗建设项目进行卫生审查和卫生监督，依法履行行政许可与监督职责，是贯彻落实国家"预防为主、防治结合"的职业病防治工作方针的具体体现，目的是从源头预防、控制和消除建设项目可能产生的职业病危害，防止职业病发生，保障放射诊疗工作人员、受检者（患者）及公众的健康权益。

第一节 放射诊疗建设项目卫生审查法律依据

放射诊疗建设项目卫生审查的法律依据包括：《中华人民共和国职业病防治法》《放射诊疗管理规定》《放射诊疗建设项目审查管理规定》《国家卫生计生委办公厅关于贯彻落实〈职业病防治法〉做好医疗机构放射性职业病危害监督管理工作的通知》（国卫办监督发〔2016〕38号）等。

《中华人民共和国职业病防治法》第十七条规定：新建、扩建、改建项目和技术改造、技术引进项目可能产生职业病危害的，建设单位在可行性论证阶段应当进行职业病危害预评价。医疗机构建设项目可能产生放射性职业病危害的，建设单位应当向卫生行政部门提交放射性职业病危害预评价报告。卫生行政部门应当自收到预评价报告之日起30日内，作出审核决定并书面通知建设单位。未提交预评价报告或者预评价报告未经卫生行政部门审核同意的，不得开工建设。第十八条规定：建设项目的职业病防护设施所需费用应当纳入建设项目工程预算，并与主体工程同时设计，同时施工，同时投入生产和使用。建设项目的职业病防护设施设计应当符合国家职业卫生标准和卫生要求；其中，医疗机构放射性职业病危害严重的建设项目的防护设施设计，应当经卫生行政部门审查同意后，方可施工。建设项目在竣工验收前，建设单位应当进行职业病危害控制效果评价。医疗机构可能产生放射性职业病危害的建设项目竣工验收时，其放射性职业病防护设施经卫生行政部门验收合格后，方可投入使用。

为贯彻落实《中华人民共和国职业病防治法》，进一步做好医疗机构放射性职业病危害控制的监督管理工作，国家卫生计生委办公厅于 2016 年 9 月 9 日发布了《国家卫生计生委办公厅关于贯彻落实〈职业病防治法〉做好医疗机构放射性职业病危害监督管理工作的通知》（国卫办监督发〔2016〕38 号），要求医疗机构落实主体责任，对可能产生放射性职业病危害的建设项目，应当向卫生计生行政部门提交放射性职业病危害预评价报告，危害严重的建设项目防护设施设计的内容应当包含在预评价报告中。未提交预评价报告或者预评价报告未经卫生计生行政部门审核同意的，不得开工建设。同时要求加强监督执法，发现医疗机构放射性职业病危害建设项目未经预评价审核开工建设的应当立即责令停止；未进行控制效果评价、竣工验收开展诊疗活动的，应当要求立即停止诊疗活动，并依法依规严肃处理。

第二节　放射诊疗建设项目分类分级

放射诊疗建设项目按照可能产生的放射性危害程度与诊疗风险分为职业病危害严重和职业病危害一般两类，危害严重类的放射诊疗建设项目包括立体定向放射治疗装置（γ 刀、X 刀等）、医用加速器、质子治疗装置、重离子治疗装置、钴 -60 治疗机、中子治疗装置与后装治疗机等放射治疗设施，PET、SPECT 及使用放射性药物进行治疗的核医学设施，其他放射诊疗建设项目为危害一般类。

卫生行政部门对放射诊疗建设项目进行卫生审查，实行审核、审查和竣工验收制度，卫生审查包括放射诊疗建设项目职业病危害放射防护预评价报告审核、职业病危害严重类建设项目放射防护设施设计审查以及建设项目放射防护设施竣工验收。

放射诊疗工作按照诊疗风险和技术难易程度分为 4 类，分别是放射治疗、核医学、介入放射学及 X 射线影像诊断。放射诊疗建设项目卫生审查实行分级管理，放射诊疗建设单位按照其开展的放射诊疗工作的类别，分别向相应的卫生行政部门提出放射诊疗建设项目卫生审查。

放射治疗、核医学建设项目由省级卫生行政部门负责卫生审查，设区的市级卫生行政部门负责介入放射学建设项目的卫生审查，县级卫生行政部门负责 X 射线影像诊断建设项目的卫生审查。

同时拟建不同类别放射诊疗建设项目的,向具有高类别审查权限的卫生行政部门申请卫生审查。

省级卫生行政部门可以根据本地实际情况,调整审批权限。

第三节　放射诊疗建设项目卫生审查

一、放射诊疗建设项目职业病危害放射防护预评价审核

建设单位在建设项目可行性论证阶段,委托具备相应资质的放射卫生技术服务机构对放射诊疗建设项目进行职业病危害放射防护预评价,其中对于立体定向放射治疗装置、质子治疗装置、重离子治疗装置、中子治疗装置、正电子发射计算机断层显像装置(PET)等建设项目的放射防护预评价,由建设单位委托建设项目职业病危害放射防护评价甲级资质的放射卫生技术服务机构完成。

国家对放射性危害严重类的建设项目职业病危害放射防护预评价报告实行专家审查制度,危害一般类的放射诊疗建设项目职业病危害放射防护预评价报告是否需要组织专家审查依据各省级卫生行政部门规定执行。

承担严重类建设项目评价的放射卫生技术服务机构完成"建设项目职业病危害放射防护预评价报告"编制后,组织至少 5 名专家,对预评价报告进行技术审查,其中从放射卫生技术评审专家库中抽取的专家不少于专家总数的3/5,立体定向放射治疗装置、质子治疗装置、重离子治疗装置、中子治疗装置和正电子发射计算机断层显像装置(PET)等项目预评价报告的评审,从国家级放射卫生技术评审专家库抽取的专家不少于专家总数的2/5。放射卫生技术服务机构如实、客观地记录专家审查意见,审查意见由专家组全体人员签字,评审专家的组成、专家评审意见、评审意见处理情况及专家组复核意见等内容作为预评价报告的附件。

放射诊疗建设项目职业病危害放射防护预评价审核程序如下:

1. 申请受理　建设项目预评价报告完成或经专家组审查后,建设单位向具有审批权的卫生行政部门提出预评价报告审核申请,并提交下列资料:

(1)放射诊疗建设项目职业病危害放射防护预评价审核申请表。

(2)放射诊疗建设项目职业病危害放射防护预评价报告。

(3)委托申报的,应提供委托申报证明。

(4)省级卫生行政部门规定的其他资料。

卫生行政部门收到申请后,应当向建设单位出具"行政许可申请材料接收

凭证",对材料进行审查,申请材料齐全、符合法定形式或者建设单位按照要求提交全部补正申请材料并符合要求的,应当受理其卫生行政许可申请,出具"行政许可申请受理通知书"。

2. 审查批准 卫生行政部门对已受理的申请人提供的材料进行实质审查,主要审核的内容包括:放射卫生技术服务机构资质、服务项目;预评价报告的规范性及技术审查专家组成、审查意见落实情况等。

依据《中华人民共和国职业病防治法》,卫生行政部门应当自收到预评价报告之日起 30 日内,作出审核决定并书面通知建设单位。

卫生行政部门对放射诊疗职业病危害预评价报告审核同意的,予以批复;不同意的,书面通知建设单位并说明理由。

二、放射诊疗建设项目职业病放射防护设施设计审查

新修改的《中华人民共和国职业病防治法》(主席令第 81 号)规定,医疗机构放射性职业病危害严重的建设项目的防护设施设计,应当经卫生行政部门审查同意后,方可施工。

放射卫生技术服务机构对医疗机构放射性职业病危害严重的建设项目进行预评价时,增加这类项目放射防护设施设计的评价内容,专家对报告中涉及拟建项目放射防护设施设计相关内容进行技术审查,并提出相应意见。卫生行政部门对预评价报告审核时,对报告中放射防护设施设计一并审查。具体审查建设项目放射防护设施设计是否符合法律法规及放射卫生标准要求,预评价报告及专家提出的建议落实情况等。依据《中华人民共和国行政许可法》《卫生行政许可管理办法》相应规定,卫生行政部门对放射防护设施设计审查符合要求的,在预评价报告审核时一并予以批复。

三、放射诊疗建设项目职业病放射防护设施竣工验收

建设单位在放射诊疗建设项目竣工验收前,委托具有资质的放射卫生技术服务机构对放射诊疗建设项目进行职业病危害放射防护控制效果评价,其中立体定向放射治疗装置、质子治疗装置、重离子治疗装置、中子治疗装置、正电子发射计算机断层显像装置(PET)等建设项目的放射防护控制效果评价,由甲级资质的放射卫生技术服务机构承担。完成职业病危害放射防护控制效果评价后,向卫生行政部门申请竣工验收。

(一)建设项目职业病放射防护设施竣工验收程序

1. 申请受理 建设单位完成职业病危害放射防护控制效果评价后,向卫生行政部门申请竣工验收,需提交下列材料:

(1)放射诊疗建设项目职业病放射防护设施竣工验收申请表;

（2）放射诊疗建设项目职业病危害控制效果放射防护评价报告；

（3）放射诊疗建设项目职业病危害预评价审核同意证明材料；

（4）危害严重类项目包括设计审查同意证明材料；

（5）委托申报的，应提供委托申报证明；

（6）省级卫生行政部门规定的其他资料。

卫生行政部门收到《建设项目职业病防护设施竣工验收申请表》和有关申请材料后，对材料进行审查，申请材料符合法定形式、齐全的，受理其竣工验收申请，出具"行政许可申请受理通知书"。

2. 审查批准　卫生行政部门受理竣工验收申请后，对危害严重类的建设项目，应当按许可的时限组织专家对控制效果评价报告进行评审并进行职业病放射防护设施竣工验收。危害一般类的放射诊疗建设项目职业病危害放射防护控制效果评价报告是否需要专家审查由省级卫生行政部门确定。

专家评审组对职业病危害放射防护控制效果评价报告进行审查，专家评审组给出建议同意（建议通过）、建议修改后同意（建议整改后通过）或建议不予同意（建议不予通过）的审查结论。卫生行政部门根据审查结论，组织相关人员对建设项目进行现场验收。

危害一般类的放射诊疗建设项目职业病危害放射防护控制效果评价报告没有组织专家评审的，由卫生行政部门组织相关人员对建设项目进行现场竣工验收。

材料主要审查的内容包括：放射卫生技术服务机构资质、服务项目；评价报告的规范性及专家审查意见落实情况等。现场验收主要包括职业病危害放射防护控制效果评价报告指出的问题和提出的意见、建议，是否进行了整改并落实，放射防护设施、放射诊疗工作场所辐射水平监测结果是否符合相关标准、规范要求，防护设施落实及有效运行情况，各项规章制度落实执行等情况。如 X 射线影像诊断建设项目竣工验收主要包括：X 射线影像诊断场所布局、分区、X 射线影像诊断设备机房设置、布局，机房邻室、面积及单边长、屏蔽防护以及其他设施等是否符合要求，并有效运转。

卫生行政部门对验收符合要求的建设项目，予以批复，并出具验收合格证明文件；不合格的，书面通知建设单位并说明理由。对竣工验收提出整改意见的，建设单位提交整改报告后，卫生行政部门组织复核，确认符合要求的，予以批复，出具验收合格证明文件；没有提交整改报告的不批复。行政审查期限符合《行政许可法》《卫生行政许可管理办法》的要求。

第四章

放射诊疗许可

　　国家对开展放射诊疗工作的医疗机构实行放射诊疗许可制度,放射诊疗许可是卫生行政部门根据开展放射诊疗工作的医疗机构的申请,按照法律、法规、规章和卫生标准、规范进行审查,准予其开展放射诊疗工作的行政性管理行为。放射诊疗工作,是指使用放射性同位素、射线装置进行临床医学诊断、治疗和健康检查的活动,依据《中华人民共和国职业病防治法》《放射性同位素与射线装置安全和防护条例》及《放射诊疗管理规定》,开展放射诊疗工作的医疗机构须向卫生行政部门申请办理放射诊疗许可,经卫生行政部门审查合格后,发放放射诊疗许可证,医疗机构取得许可并进行二级科目登记后方可开展放射诊疗工作。

　　放射诊疗工作按照诊疗风险和技术难易程度分为 4 类,分别是放射治疗、核医学、介入放射学及 X 射线影像诊断。放射治疗是指利用电离辐射的生物效应治疗肿瘤等疾病的技术;核医学是指利用放射性同位素诊断或治疗疾病或进行医学研究的技术;介入放射学是指在医学影像系统监视引导下,经皮针穿刺或引入导管做抽吸注射、引流或对管腔等做成型、灌注、栓塞等,以诊断与治疗疾病的技术;X 射线影像诊断是指利用 X 射线的穿透等性质取得人体内器官与组织的影像信息以诊断疾病的技术。

第一节　放射诊疗许可法律依据

　　放射诊疗许可发放管理主要依据:《中华人民共和国职业病防治法》(主席令第 81 号)《放射性同位素与射线装置安全和防护条例》(国务院 449 号令)《放射诊疗管理规定》(卫生部长令第 46 号)《放射诊疗许可证发放管理程序》(卫监督发〔2006〕479 号)。

　　《中华人民共和国职业病防治法》第二十条规定:国家对从事放射性、高毒、高危粉尘等作业实行特殊管理。具体管理办法由国务院制定。2005 年国务院发布《放射性同位素与射线装置安全和防护条例》(国务院 449 号令),第五条规定:生产、销售、使用放射性同位素和射线装置的单位,应当依照本章规定取得许可证;第八条规定:生产、销售、使用放射性同位素和射线装置的单位,应当事先向有审批权的环境保护主管部门提出许可申请,并提交符合本条例第七条规定条件的证明材料。使用放射性同位素和射线装置进行放射诊疗的医疗卫生机构,还应当获得放射源诊疗技术和医用辐射机构许可。卫生部 46 号令《放射诊疗管理规定》第四条规定:医疗机构开展放射诊疗工作,应当具备与其开展的放射诊疗工作相适应的条件,经所在地县级以上地方卫生(卫生计生)行政部门的放射诊疗技术和医用辐射机构许可(以下简称放射诊疗许可);中央机构编制委员会办公室文件中央编办〔2003〕17 号《关于放射源安全监管部门职责分工的通知》规定,卫生部门负责放射源诊疗技术和医用辐射机构的准入管理。

2006 年,为实施《放射诊疗管理规定》,指导和规范各地的放射诊疗许可工作,原卫生部根据《卫生行政许可管理办法》和有关法律法规的规定,制定了《放射诊疗许可证发放管理程序》,要求严格依据相应法律、法规、标准、规范和程序进行放射诊疗许可证发放工作。

第二节 放射诊疗许可条件

申请开展放射诊疗工作的医疗机构必须具备一定的条件才能取得放射诊疗许可证,依据相关的法律法规及规章的规定,应具备基本条件要求,此外人员、设备配置、安全防护装置、辐射检测仪器和个人防护用品配备以及警示标志设置等符合相关要求。

一、基本条件

1. 具有经核准登记的医学影像科诊疗科目。

2. 具有符合国家相关标准和规定的放射诊疗场所和配套设施。

3. 具有质量控制与安全防护专(兼)职管理人员和管理制度,并配备必要的防护用品和监测仪器。

4. 产生放射性废气、废液、固体废物的,具有确保放射性废气、废液、固体废物达标排放的处理能力或者可行的处理方案。

5. 具有放射事件应急处理预案。

二、人员要求

开展不同类别放射诊疗工作具有相应类别资格的人员

1. 开展放射治疗工作的,应当具有:

(1)中级以上专业技术职务任职资格的放射肿瘤医师;

(2)病理学、医学影像学专业技术人员;

(3)大学本科以上学历或中级以上专业技术职务任职资格的医学物理人员;

(4)放射治疗技师和维修人员。

2. 开展核医学工作的,应当具有:

(1)中级以上专业技术职务任职资格的核医学医师;

(2)病理学、医学影像学专业技术人员;

(3)大学本科以上学历或中级以上专业技术职务任职资格的技术人员或核医学技师。

3. 开展介入放射学工作的,应当具有:

(1)大学本科以上学历或中级以上专业技术职务任职资格的放射影像医师;

(2)放射影像技师;

(3)相关内、外科的专业技术人员。

4. 开展 X 射线影像诊断工作的,应当具有专业的放射影像医师。

三、设备配置

1. 开展放射治疗工作的,应当至少有一台远距离放射治疗装置,并具有模拟定位设备和相应的治疗计划系统等设备。

2. 开展核医学工作的,具有核医学设备及其他相关设备。

3. 开展介入放射学工作的,具有带影像增强器的医用诊断 X 射线机、数字减影装置等设备。

4. 开展 X 射线影像诊断工作的,有医用诊断 X 射线机或 CT 机等设备。

四、安全防护装置、辐射检测仪器和个人防护用品配备

1. 放射治疗场所应当按照相应标准设置多重安全联锁系统、剂量监测系统、影像监控、对讲装置和固定式剂量监测报警装置;配备放疗剂量仪、剂量扫描装置和个人剂量报警仪。

2. 开展核医学工作的,设有专门的放射性同位素分装、注射、储存场所,放射性废物屏蔽设备和存放场所;配备活度计、放射性表面污染监测仪。

3. 介入放射学与其他 X 射线影像诊断工作场所应当配备工作人员防护用品和受检者个人防护用品。

五、警示标志设置

1. 装有放射性同位素和放射性废物的设备、容器,设有电离辐射标志。

2. 放射性同位素和放射性废物储存场所,设有电离辐射警告标志及必要的文字说明。

3. 放射诊疗工作场所的入口处,设有电离辐射警告标志。

4. 放射诊疗工作场所应当按照有关标准的要求分为控制区、监督区,在控制区进出口及其他适当位置,设有电离辐射警告标志和工作指示灯。

第三节　放射诊疗许可审批

国家对开展放射诊疗工作的医疗机构实行放射诊疗许可制度,放射诊疗许可分级管理,医疗机构根据开展放射诊疗工作的类别向相应卫生行政部门申请,开展放射治疗、核医学工作的,向省级卫生行政部门申请办理;开展介入放射学工作的,向设区的市级卫生行政部门申请办理;开展 X 射线影像诊断工作的,向县级卫生行政部门申请办理。

一、申请与受理

医疗机构根据本单位开展的最高类别放射诊疗工作,到具有审批权的卫生行政部门提出申请,申请时需提交下列相关材料:

1. 放射诊疗许可申请表。

2.《医疗机构执业许可证》(复印件)或《设置医疗机构批准书》(复印件)。

3. 放射诊疗专业技术人员一览表及其任职资格证书(复印件)。

4. 放射诊疗设备清单。

5. 需提供的其他材料

(1)属于配置许可管理的放射诊疗设备,尚需提交大型医用设备配置许可证明文件(复印件)。

(2)《辐射安全许可证》(复印件)。

(3)有资质的技术服务机构出具的年度内放射诊疗设备性能检测报告和相应的放射工作场所防护监测报告(复印件)。

(4)新建、改建、扩建项目,需要提交放射诊疗建设项目卫生审查与竣工验收证明(复印件),建设项目竣工卫生验收认可书。

卫生行政部门对申请材料进行形式审查,对申请的放射诊疗项目属于本行政机关审批范围,申请材料齐全、符合法定形式,或者申请人按照本行政机关的要求提交全部补正申请材料的，应当在当场或 5 个工作日内受理并向申请机构出具申请受理通知书。

二、审查与审批

审查包括材料审查和现场审查，卫生行政部门对已受理的医疗机构提供的申请材料内容进行实质审查，包括内容的完整性、合法性，必要时，可以进行现场审核。现场审核工作应当有两名以上工作人员进行。新建、改建、扩建项目和技术改造、技术引进放射诊疗建设项目竣工验收时，将放射诊疗许可现场审核相关内容纳入一并审核，通过放射性职业病危害建设项目竣工验收的，在其申请放射诊疗许可时不再进行现场审核。

现场审核人员根据放射诊疗许可现场审核表，见表 4-1，对审核内容逐项进行审核，并给出审核意见，填写《放射诊疗许可现场审核表》，项目分关键项和一般项。现场审核结束后，将不适用项目剔除，对项目进行汇总统计，依据统计结果，给出"建议批准""建议整改"或"建议不批准"的结论，结论判定标准见表 4-2。

表 4-1　现场审核内容

审核项目		序号	审核内容
一、基本条件		1*	有符合国家相关标准和规定的放射诊疗场所
		2	有质量控制与安全防护专（兼）职管理人员
		3	制定了质量控制与安全防护管理制度
		4*	工作人员接受防护知识培训并取得放射工作人员证
		5*	为工作人员建立了个人剂量、职业健康监护档案
		6	有放射事件应急处理预案
二、放射治疗	2.1 人员	7	有中级以上专业技术职务任职资格的放射肿瘤医师
		8	有病理学、医学影像学专业技术人员
		9	有大学本科以上学历或中级以上专业技术职务任职资格的医学物理人员
		10	有放射治疗技师和维修人员
	2.2 设备防护用品	11*	至少有一台远距离放射治疗装置，并具有模拟定位设备和相应的治疗计划系统等设备
		12	放射治疗场所应当按照相应标准设置多重安全联锁系统、剂量监测系统、影像监控、对讲装置和固定式剂量监测报警装置；配备放疗剂量仪、剂量扫描装置和个人剂量报警仪

续表

审核项目		序号	审核内容
二、放射治疗	2.3 警示标志	13	含源放疗设备表面设有电离辐射标志
		14	放射诊疗工作场所的入口处,设有电离辐射警告标志和工作指示灯
	2.4 安全防护质量保证	15*	有放射治疗设备放射防护性能报告
		16	放射防护和质量控制的检测仪表有校准证书
		17	有工作场所和防护设施检测报告
		18*	工作人员应当按照有关规定佩戴个人剂量计
		19*	有放射治疗质量保证方案
三、核医学	3.1 人员	20	有中级以上专业技术职务任职资格的核医学医师
		21	有病理学、医学影像学专业技术人员
		22	有大学本科以上学历或中级以上专业技术职务任职资格的技术人员或核医学技师
	3.2 设备防护用品	23*	具有核医学设备及其他相关设备
		24	设有专门的放射性同位素分装、注射、储存场所,放射性废物屏蔽设备和存放场所;配备活度计、放射性表面污染监测仪
	3.3 警示标志	25	装有放射性同位素和放射性废物的设备、容器,设有电离辐射标志
		26	放射性同位素和放射性废物储存场所,设有电离辐射警告标志及必要的文字说明
		27	工作场所的入口处,设有电离辐射警告标志和工作指示灯
	3.4 安全防护质量保证	28	有核医学设备放射防护性能报告
		29	放射防护和质量控制的检测仪表校准证书
		30*	有工作场所和防护设施检测报告
		31*	工作人员应当按照有关规定佩戴个人剂量计
		32	有核医学诊疗质量保证方案
四、介入放射学	4.1 人员	33	有大学本科以上学历或中级以上专业技术职务任职资格的放射影像医师
		34	有放射影像技师
		35	有相关内、外科的专业技术人员
	4.2 设备防护用品	36*	具有带影像增强器的医用诊断 X 射线机、数字减影装置等设备
		37*	有工作人员防护用品和受检者个人防护用品

续表

审核项目		序号	审核内容
四、介入放射学	4.3 警示标志	38	工作场所的入口处,设有电离辐射警告标志和工作指示灯
	4.4 安全防护质量保证	39	有介入放射学设备放射防护性能报告
		40*	有工作场所和防护设施检测报告
		41*	工作人员应当按照有关规定佩戴个人剂量计
		42	有介入放射学诊疗质量保证方案
五、X射线影像诊断	5.1 人员	43	有专业的放射影像医师
	5.2 设备防护用品	44*	有医用诊断X射线机或CT机等设备
		45*	有工作人员防护用品和受检者个人防护用品
	5.3 警示标志	46	工作场所的入口处,设有电离辐射警告标志和工作指示灯
	5.4 安全防护质量保证	47*	有影像设备放射防护性能报告
		48	有工作场所和防护设施检测报告
		49	工作人员应当按照有关规定佩戴个人剂量计
		50	有X射线影像诊断质量保证方案

注:带"*"的项目为"关键项",其他为"一般项"

表 4-2　审核结论判断标准

审核结论	关键项	一般项(%)
建议批准	全部符合或基本符合	不符合项不超过一般项总数的 15
建议整改	有不符合项,但不超过 2 项	不符合项不超过一般项总数的 30
建议不批准	不符合项超过 2 项	不符合项超过一般项总数的 30

三、材料审查要点

材料审查是许可审批过程中重要审查内容之一,是现场审查的基础,申请材料应齐全、完整,无涂改,项目内容准确、清楚,前后一致,不相矛盾,符合相关的法律、法规、规章及标准等规定。

（一）放射诊疗许可申请表

申请表中各项目内容填写准确、清楚,无漏项,重点对放射诊疗机构的名称、性质、放射诊疗场所等重要信息进行审核,申请表封面加盖医疗机构公章,申请项目为放射治疗、核医学、介入放射学、X射线影像诊断 4 项。放射诊疗机构名称写全称,与《医疗机构执业许可证》名称一致,放射诊疗场所地址为实际地址,写明所在地的市、县、镇路(街)及门牌号,无号码的,应注明所在地容易辨认的明显位置。"负责人"是法定代表人姓名或主要负责人。

(二)医疗机构执业许可证(复印件)

对申请机构名称、地址、法定代表人、科室类别设置、许可证有效期等内容进行审查。放射诊疗许可申请表中的相关项目内容应与医疗机构执业许可证相一致。

(三)放射诊疗工作人员专业技术职务任职资格证书(复印件)

根据开展不同类别放射诊疗工作应当具有相应类别资格的人员要求,对放射诊疗工作人员相应资质进行审查,具体如下:

1. 开展放射治疗工作的,审查放射肿瘤医师专业技术职务任职资格证书和医师资格证书、医师执业证书,医师执业证书执业范围是医学影像和放射治疗;病理学、医学影像学专业技术人员相关证书。

2. 开展核医学工作的,审查核医学医师专业技术职务任职资格证书、医师资格证书、医师执业证书,医师执业证书执业范围是医学影像和放射治疗;病理学、医学影像学专业技术人员相关证书。

3. 开展介入放射学工作的,审查放射影像医师专业技术职务任职资格证书、医师资格证、医师执业证书、学历证明以及相关内、外科的专业技术人员资格证和执业证书和介入诊疗技术临床应用能力的培训证明材料。

4. 开展 X 射线影像诊断工作的,审查放射影像医师的医师资格证书和医师执业证书,医师执业证书执业范围是医学影像和放射治疗。

(四)放射诊疗设备清单

审查清单中的设备与申请表中许可项目内容是否相对应。

(五)放射诊疗建设项目竣工验收合格证明文件

放射诊疗建设项目竣工后,投入使用前,经卫生行政部门卫生验收,验收合格的,卫生行政部门出具竣工验收合格证明材料,如竣工验收认可书或合格批准文件等。

(六)放射诊疗设备放射防护性能检测报告

申请人提供的放射诊疗设备清单所列设备,应出具年度的放射诊疗设备防护性能检测报告以及放射工作场所与防护设施检测报告。审查出具报告的机构是否具有相应的资质,检验项目是否齐全,结果是否符合标准要求。

(七)放射防护与质量控制设备清单

放射防护与质量控制设备清单应根据医疗机构开展放射诊疗工作的不同而提供的相应的设备,查看如下设备是否在清单上体现。

1. 开展放射治疗工作的应配备放疗剂量仪和一台用于治疗剂量测量校

准的全散射水箱，有多种或多台放射治疗装置的医疗机构应配备剂量扫描装置，对于使用含源放射治疗装置的应配备个人剂量报警仪和室内剂量监测系统。

2. 开展核医学工作的应配备活度计、放射性表面污染监测仪。

（八）放射诊疗工作人员一览表及其放射工作人员证、职业健康检查、个人剂量监测、放射防护知识培训合格证明材料。

（九）放射防护管理机构或组织，放射防护管理人员名单。

（十）放射防护管理规章制度

主要包括：

1. 开展放射治疗的医疗机构应建立的放射防护管理规章制度

（1）放射治疗放射防护制度。

（2）放射治疗工作人员职业健康检查制度。

（3）放射防护知识培训制度。

（4）放射治疗工作人员个人剂量监测制度。

（5）放射治疗质量保证和质量控制制度。

（6）放射治疗场所放射防护检测制度。

（7）放射事件的应急预案。

（8）档案管理制度。

（9）各种制度执行情况的检查制度。

2. 开展核医学的医疗机构应建立的放射防护管理规章制度

（1）核医学放射防护制度。

（2）放射工作人员的职业健康检查制度。

（3）放射防护知识培训制度。

（4）放射工作人员的个人剂量监测制度。

（5）放射源的储存、使用、归还、保管制度。

（6）放射性废物收集及处理制度。

（7）核医学质量保证和质量控制制度。

（8）放射工作场所放射防护及表面污染监测制度。

（9）放射事件应急预案。

（10）档案管理制度。

（11）放射防护制度执行情况的检查制度。

3. 开展介入放射学的医疗机构应建立的放射防护管理规章制度

（1）介入放射学放射防护制度。

（2）放射工作人员的职业健康检查制度。

（3）放射防护知识培训制度。

（4）放射工作人员个人剂量监测制度。

（5）介入放射学诊疗质量保证和质量控制制度。

（6）放射工作场所防护检测制度。

（7）患者防护制度。

（8）放射事件的应急预案。

（9）档案管理制度。

（10）放射防护制度执行情况检查制度。

4. 开展 X 射线诊断的医疗机构应建立的放射防护管理规章制度

（1）X 射线诊断放射防护制度。

（2）放射工作人员的职业健康检查制度。

（3）放射防护知识培训制度。

（4）放射工作人员个人的剂量检测制度。

（5）患者防护制度。

（6）X 射线诊断影像质量保证和质量控制制度。

（7）放射工作场所防护检测制度。

（8）放射事件的应急预案。

（9）档案管理制度。

（10）放射防护制度执行情况检查制度。

（十一）大型医用设备应提供大型医用设备配置许可证（复印件）。

四、现场审查要点

卫生行政部门在对医疗机构提供的申请材料内容进行实质审查的基础上，依据相关法律法规规章及标准对申请单位进行现场审查，新改扩建项目许可现场审核同竣工验收一并进行。现场审核申请材料的内容与实际开展项目是否一致，核对申请人提供的放射诊疗设备清单及申请表中射线装置、非密封型放射性同位素、密封型放射同位素含密封源装置中的具体内容与实际情况是否相符，主要内容包括设备或装置名称、型号、生产厂家、设备编号、主要参数及所在场所；核素名称、活度、活度测量日期、生产厂家及所在场所等。

现场审查申请项目的执业条件和安全防护与质量保证方案，执业条件包括基本条件、人员资质、所需设备、配备并使用安全防护装置、辐射检测仪器和个人防护用品及设置醒目的警示标志等，具体审查内容为表 4-1 现场审核表中所列项目。

（一）基本条件审查要点

适用于开展任一类别放射诊疗机构，共 6 项，其中 1、4、5 项为关键项，分别是申请机构要有符合要求的利于工作人员操作和受检者防护的场所，如位置、布局、面积及防护等是否符合相关标准要求，主要依据国家职业卫生标准；在岗放射工作人员持有放射工作人员证，证书应有培训、个人剂量监测及职业健康检查结果记录；健康档案应包括职业史、既往病史、职业照射接触史、应急照射、事故照射史、历次职业健康检查结果及评价处理意见等，档案齐全，管理规范。其他一般项主要审查医疗机构是否配备专（兼）职的管理人员，负责放射诊疗工作的质量保证和安全防护；是否制定了质量控制与安全防护管理制度，以保证放射防护、安全与放射诊疗质量符合有关规定、标准和规范的要求；是否有相应的放射事件应急处理预案。

（二）X射线影像诊断审查要点

X射线影像诊断包括 CT、CR、DR 影像诊断、牙科 X 射线影像诊断、乳腺 X 射线影像诊断、普通 X 射线机影像诊断以及其他 X 射线影像诊断。共 8 项审核内容，其中 44、45、47 为关键项，分别是有开展项目相应的设备；有工作人员防护用品和受检者防护用品；影像设备放射防护性能检测报告，工作场所和防护设施检测报告，其他为一般项。主要审查出具报告的机构是否具备资质，报告中检测项目是否齐全，各项指标结果是否符合标准要求；是否按照GBZ 130 标准要求配备相应的工作人员、受检者及陪检者个人的防护用品，工作人员防护用品主要包括铅橡胶围裙、铅橡胶颈套、铅橡胶帽子、铅防护眼镜以及铅橡胶手套等，但视工作条件配备；患者和受检者防护用品主要包括铅橡胶围裙或方巾、铅橡胶颈套或大领铅橡胶颈套、铅橡胶帽子等防护用品，要求每个机房至少配备一套受检者个人防护用品；陪检者个人防护用品至少配备铅防护衣。此外为儿童配备相应的防护用品。防护用品铅当量、产品标签与说明书内容应该符合标准要求，儿童防护用品铅当量应不低于 0.5mmPb，其他不低于 0.25mmPb。其他为一般项目，现场检查工作场所的入口处，是否设有电离辐射警告标志和工作指示灯，工作指示灯应有效工作；在岗医师应持有医学影像执业范围的医师执业证书，工作人员均正确佩戴个人剂量计；制定与 X 射线影像诊断项目相适应的质量保证方案。

（三）介入放射学审查要点

审查项目共 10 项，其中 36、37、40 及 41 项是关键项，分别是具有带影像增强器的医用诊断 X 射线机、数字减影装置等设备、有工作人员防护用品和受检者个人的防护用品、有工作场所和防护设施辐射水平检测报告和工作人员应当按照有关规定佩戴个人剂量计，其他为一般项。主要审查内容是：在岗工作人员应有放射影像医师、技师及相关内、外科的医师，持有放射工作人员证书；正确佩戴个人剂量计；设备有年度放射防护性能检测报告，工作场所和防护设施检测报告，结果是否符合标准要求；工作场所的入口处，是否设有电离辐射警告标志和工作指示灯，工作指示灯应正常工作；是否按照国家标准配备符合要求的放射工作人员及受检者防护用品，主要包括铅橡胶围裙、铅橡胶颈套、铅橡胶帽子、铅防护眼镜以及铅橡胶手套等，工作人员应每人配备一套，并配置铅悬挂防护屏、吊帘、床侧面防护帘和防护屏等；是否制定与介入放射学诊疗项目相适应的质量保证方案。

（四）核医学审查要点

核医学审查项目共 13 项，其中关键项 3 项，即 23 项具有核医学设备及其他相关设备；30 项有工作场所和防护设施辐射水平检测报告及 31 项工作人员应当按照有关规定佩戴个人剂量计。审查要点：设有专门的放射性同位素分装、注射、储存场所，装有放射性废物设备、容器和存放场所，具有核医学设备及其他相关设备，有年度工作场所和防护设施检测报告及设备放射防护性能报告，结果均符合标准要求。工作场所的入口处，设有电离辐射警告标志和工作指示灯；放射性同位素和放射性废物储存场所，设有电离辐射警告标志及必要的文字说明；装有放射性同位素和放射性废物的设备、容器，设有电离辐射标志。配备活度计、放射性表面污染监测仪，具有年度校准证书；有核医学诊疗质量保证方案；人员要求符合从事核医学资格的人员，现场放射工作人员佩戴个人剂量计。

（五）放射治疗审查要点

放射治疗包括 γ 刀、X 刀、陀螺刀、医用加速器、质子治疗装置、中子治疗装置、重离子治疗装置、钴 -60 治疗机、后装治疗机、深部 X 射线机等，现场审查项目共 13 项，其中 11、15、18 和 19 项是关键项目，其他为一般项。审查要点是：开展放射治疗至少有一台远距离放射治疗装置，并具有模拟定位机设备和有相应的治疗计划系统等设备；放射治疗设备出具年度符合标准要求的放射防护性能报告；有相适应的放射治疗质量保证方案；在岗放射工作人员具备符合放射治疗所需人员的资格，如放疗医师、放疗技术员及医学物理师等，放射工作人员均正确佩戴个人剂量计，配备了个人剂量报警仪；有年度合格的工作场所和防护设施辐射水平检测报告。放射诊疗工作场所的入口处，设有电离辐射警告标志和工作指示灯，指示灯有效工作；放射治疗场所设置多重安全联锁系统、剂量监测系统、影像监控、对讲装置和固定式剂量监测报警装置，现场检查有效运行情况；治疗设备配备放疗剂量仪、剂量扫描装置，且有年度校准证书，含放射源放疗设备表面设有电离辐射标志。

现场审核人员依据审核结论判断标准，给出"建议批准""建议整改"或"建议不批准"的结论。审核结论为"建议批准"的，由卫生行政部门履行审批程序，发放《放射诊疗许可证》。卫生行政部门自受理之日起，在 20 个工作日内作出审查决定。

申请机构取得《放射诊疗许可证》后到核发《医疗机构执业许可证》的卫

生行政部门申请相应的放射诊疗科目登记,卫生行政部门应根据许可情况,将医学影像科核准到二级诊疗科目。办理登记的程序按照《医疗机构管理条例实施细则》的规定执行。

审核结论为"建议整改"的,卫生行政部门应向申请机构发出《整改通知书》。申请机构应在收到《整改通知书》之日起 3 个月内,按照要求进行整改,并向卫生行政部门提交整改报告。整改期不计算在许可期限内。逾期未按照要求完成整改的,应当向卫生行政部门书面说明理由。卫生行政部门在接到整改报告之日起 20 个工作日内完成复核工作,并提出复核意见。

审核或复核结论为"建议不批准"的,卫生行政部门审核并作出不予许可的决定,向申请机构发出《不予行政许可决定书》,决定书中应说明不予许可的理由。

第四节　放射诊疗许可管理

一、校验

校验是指卫生行政部门依法对放射诊疗机构的基本条件和执业状况进行检查、评估、审核,并依法作出相应结论的过程,按照《放射诊疗管理规定》和《放射诊疗许可证发放管理程序》要求,取得《放射诊疗许可证》的医疗机构达到校验期的应当向卫生行政部门申请《放射诊疗许可证》校验,具体校验事宜由核发《医疗机构执业许可证》的卫生行政部门负责。《放射诊疗许可证》与《医疗机构执业许可证》同时校验,校验周期为床位在 100 张以上的综合医院、中医医院、中西医结合医院、民族医院以及专科医院、疗养院、康复医院、妇幼保健院、急救中心、临床检验中心和专科疾病防治机构的校验期限为 3 年;其他医疗机构包括中外合资合作医疗机构校验期为 1 年。

医疗卫生机构应当在规定校验期限前 30 日,向核发《医疗机构执业许可证》卫生行政部门提出申请,并提交下列材料:

1. 《放射诊疗许可证》正、副本。
2. 放射诊疗设备、人员清单及变动情况。
3. 放射工作人员个人剂量监测、健康检查和教育培训情况。
4. 放射防护与质量控制管理与检测情况及检测报告。
5. 放射事件发生与处理情况。

卫生行政部门自接到申请之日起 30 个工作日内,对申报材料进行审查,必要时可请有关专业技术人员或专业技术管理部门提出评价意见。材料主要审查:设备、人员变动情况,有无新配置设备,有无报废或不使用的设备,新增人员相关的资格证明,上岗前体检等情况;在岗期间放射工作人员职业健康检查报告;个人剂量监测及培训等资料进行审核;设备、工作场所和防护设施年度合格的检测报告。经审查符合要求的,予以校验。不符合要求的,提出整改意见,要求医疗机构限期整改。对校验合格或经整改后合格的,在其《放射诊疗许可证》正、副本校验记录栏加盖印章。

二、变更

医疗机构变更放射诊疗场所(如迁址)、诊疗设备或诊疗项目的,按照新办放射诊疗许可程序办理,应当向对变更项目有审批权的卫生行政部门申请办理变更手续,同时应当提交变更项目专业技术人员相关证书(复印件)、变更放射诊疗项目的设备清单、放射诊疗建设项目竣工验收合格证明文件、放射诊疗设备防护性能和质量控制检测报告;卫生行政部门按照放射诊疗许可审批程序审批。

医疗机构变更法人、法定代表人或负责人、地址的,应当向原发证的卫生行政部门申请提出变更,提供与变更事项相应的有效证明材料。

三、注销

医疗机构有下列情形之一的,由原许可的卫生行政部门注销《放射诊疗许可证》,予以公告并在 10 个工作日内告知对该医疗机构颁发《医疗机构执业许可证》的卫生行政部门:

1. 医疗机构申请注销的。

2. 逾期不申请校验或者擅自变更放射诊疗科目的。

3. 校验或者办理变更时不符合相关要求,且逾期不整改或者整改后仍不符合要求的。

4. 歇业或者停止放射诊疗科目连续 1 年以上的。

5. 被依法吊销《医疗机构执业许可证》、大型医疗设备配置许可的。

医疗机构申请注销《放射诊疗许可证》时,应向原发证的卫生行政部门提出注销申请,并提交下列资料:

1.《放射诊疗许可证》正、副本(原件)。

2. 注销申请(含注销设备清单)及放射性同位素处置去向、接受单位证明。

卫生行政部门应自受理注销申请之日起 20 个工作日内完成审核,作出是否注销的决定。作出注销决定的卫生行政部门应将注销许可登记存档。

四、补办

医疗机构遗失《放射诊疗许可证》的,向原发证部门申请补办。

五、撤销

卫生行政部门发现或接到举报并经核实有下列情形之一的,作出放射诊疗许可决定的卫生行政部门或者其上级卫生行政部门应当撤销《放射诊疗许可证》:

1. 医疗机构以欺骗、贿赂等不正当手段取得《放射诊疗许可证》的。

2. 卫生行政部门工作人员滥用职权,玩忽职守,给不符合条件的申请机构发放《放射诊疗许可证》的。

3. 卫生行政部门工作人员超越法定职权发放《放射诊疗许可证》的。

4. 依法可以撤销的其他情形。

第五章

医疗机构放射卫生监督

医疗机构放射卫生监督（以下简称"放射卫生监督"）是卫生行政部门的一项重要职能。放射诊疗是放射性核素和 X 射线发现后最早获得实际应用的领域，也是目前人类所受到的人工辐射的最大来源。近年来放射诊疗技术快速发展，接受放射诊疗的人数也越来越多，为规范放射诊疗工作，保护放射工作人员及广大公众的健康与安全，原卫生部于 2006 年 3 月发布了《放射诊疗管理规定》，规范了医疗机构放射诊疗行为，加强了放射诊疗工作的监督管理。本章将重点阐述放射卫生监督的内容和违法行为处罚。

本章内容不包括医疗机构放射工作人员职业健康管理内容，此部分内容将在其他章节进行专门论述。

第一节 放射卫生监督内容

放射诊疗工作按诊疗风险和技术难易程度分为放射治疗、核医学、介入放射学和 X 射线影像诊断 4 类。这种分类管理方式与国际相关标准一致，符合医疗机构放射诊疗科室设置的实际情况，有利于防止潜在照射的发生，控制受检者（患者）、工作人员和公众的受照剂量。由于 4 种放射诊疗工作风险和技术难易程度不同，所以它们之间监督内容既有相同点也有不同点。只要医疗机构开展放射诊疗工作，无论是开展放射治疗、核医学、介入放射学还是 X 射线影像诊断，对放射诊疗建设项目管理、放射诊疗许可情况、放射防护管理组织、警示标识、放射诊疗设备及其工作场所检测、放射防护管理制度、辐射危害告知等基本要求是一样的，但是质量保证和患者防护对于放射治疗、核医学、介入放射学和 X 射线影像诊断来说有较大差异，关于这方面的问题将分别论述。

一、放射卫生监督内容

（一）放射诊疗建设项目监督

放射诊疗建设项目监督是通过资料核对、现场查验，检查医疗机构可能产生职业病危害的新建、改建、扩建项目和技术改造、技术引进的建设项目是否按照《中华人民共和国职业病防治法》及相关配套规定的要求开展放射诊疗建设项目管理。

1. 职业病危害放射防护预评价监督

（1）放射诊疗建设项目可行性论证阶段，建设单位是否按照规定进行职业病危害放射防护预评价或按时提交职业病危害放射防护预评价报告，具体内容如下：

1）建设单位在建设项目可行性论证阶段或开工建设前是否委托放射卫生技术服务机构对建设项目进行预评价。

2）放射卫生技术服务机构是否具备评价资质。

3）立体定向放射治疗装置、质子治疗装置、重离子治疗装置、中子治疗装置、正电子发射计算机断层显像装置（PET）等建设项目的放射防护评价，是否由甲级评价资质的放射卫生技术服务机构承担。

4）放射性危害严重类的放射诊疗建设项目职业病危害放射防护预评价报告须专家评审的，放射卫生技术服务机构在编制报告后，是否组织专家对报告进行评审，评价过程是否符合要求。

（2）放射诊疗建设项目开工建设前，职业病危害放射防护预评价报告是否经过卫生行政部门审核同意，具体内容如下：

1）放射诊疗建设项目开工建设前，建设单位是否向卫生行政部门提交放射性职业病危害预评价报告。

2）放射诊疗建设项目开工建设前，职业病危害放射防护预评价是否经卫生行政部门审核同意。

2. 放射诊疗建设项目防护设施"三同时"监督

（1）放射防护设施所需费用是否纳入建设项目工程预算，并与主体工程同时设计，同时施工，同时投入生产和使用。

（2）放射防护设施设计是否符合国家职业卫生标准和卫生要求。

（3）危害严重的建设项目防护设施设计的内容是否包含在预评价报告中。

（4）危害严重的建设项目的防护设施设计是否经卫生行政部门审查同意。

3. 放射诊疗建设项目职业病危害放射防护竣工验收监督

（1）放射诊疗建设项目在竣工验收前，建设单位是否按照规定进行职业病危害控制效果评价，具体内容如下：

1）竣工验收前，建设单位是否委托具备相应资质的放射卫生技术服务机构对建设项目进行控制效果评价。

2）立体定向放射治疗装置、质子治疗装置、重离子治疗装置、中子治疗装置、正电子发射计算机断层显像装置（PET）等建设项目的放射防护控制效果评价，是否由取得甲级评价资质的放射卫生技术服务机构承担。

（2）放射诊疗建设项目投入使用前，是否经卫生行政部门竣工验收合格。

（二）放射诊疗许可情况监督

放射诊疗许可情况监督是通过对《放射诊疗许可证》正本和副本相关内容的核对，检查医疗机构开展放射诊疗工作是否持有合法有效的《放射诊疗许可证》。

1. 开展放射诊疗工作的医疗机构，是否经所在地县级以上地方卫生行政部门放射诊疗许可。对批准的单位名称、法定代表人（负责人）姓名、单位地址进行检查核对，如果检查中发现相关情况与实际情况不符，应到卫生行政部门办理变更手续。

2. 医疗机构取得放射诊疗许可证后，是否到核发《医疗机构执业许可证》的卫生行政执业登记部门办理相应诊疗科目登记手续。

3. 医疗机构变更放射诊疗项目、场所或设备的，是否向放射诊疗许可批准机关提出许可变更申请，并提交变更许可项目名称、放射工作场所、放射防护评价报告、放射诊疗设备、放射防护性能检测报告等资料；同时向卫生行政执业登记部门提出诊疗科目变更申请，提交变更登记项目及变更理由等资料。实际使用的放射诊疗设备与批准的许可范围不符，应区分两种情况：一是许可范围里有该设备（核素种类）等，实际上该设备已经淘汰（核素已经不使用）；二是许可范围里面没有，实际检查中发现该设备已经应用于放射诊疗中（使用未审批核素或某种核素年用量超过批准范围）。以上两种情况中，第一种属于没有及时到卫生部门办理注销手续，而第二种属于超范围使用。

4.《放射诊疗许可证》是否与《医疗执业许可证》同时校验。《放射诊疗许可证》应定期进行校验，校验周期应与《医疗机构执业许可证》相同，监督中应对许可证的校验情况进行检查，床位不满100张的医疗机构，每年校验一次；床位在100张以上的医疗机构，每3年校验一次。其他关于校验的周期规定，依据《医疗机构执业许可证》校验的规定。

（三）放射防护管理组织监督

放射防护管理组织监督是通过对医疗机构相关文件的查阅，检查其是否按照《放射诊疗管理规定》的要求设立了质量保证和安全防护机构，并设置了专（兼）职管理人员。

1. 是否配备专（兼）职的管理人员，负责放射诊疗工作的质量保证和安全防护。由于各单位的管理模式不一样，具体管理人员可设在不同的科室内，但原则上应是单位的职能科室人员，监督检查中查看组织机构和职责分工情况。

2. 是否组织制定并落实放射诊疗质量和放射防护管理制度。查阅放射防护管理组织在医疗机构相关制度的建立中组织落实的记录。

3. 是否定期组织对放射诊疗工作场所、设备和人员进行放射防护检测、监测和检查。查看组织运行的记录，包括内部管理及自我检查情况的自检记录等。

4. 是否组织本机构放射诊疗工作人员接受专业技术、放射防护知识及有关规定的培训和健康检查。

5. 是否制定放射事件应急预案并组织演练。查看应急演练预案及定期开展演练的相关记录。

（四）警示标志监督

警示标识监督是通过现场查看，检查医疗机构的放射诊疗设备及其工作场所等是否按规定设置了符合国家标准的警示标志，如电离辐射标志、工作指示灯。

1. 装有放射性同位素和放射性废物的设备、容器，是否设有电离辐射标志。医疗机构的放射性同位素主要在核医学科，用于诊断和治疗的放射性同位素储存的设备或容器、装有放射性废物的设备或容器，都应张贴电离辐射标志。

2. 放射性同位素和放射性废物储存场所，是否设有电离辐射警告标志及必要的文字说明。监督检查中应注意电离辐射警告标志的张贴情况，对于没有文字说明的应提出合理建议，增加一些必要的提示。

3. 放射诊疗工作场所的入口处，是否设有电离辐射警告标志。

4. 放射诊疗工作场所是否按照有关标准的要求分为控制区、监督区，在控制区进出口及其他适当位置，设有电离辐射警告标志和工作指示灯。放射诊疗装置在防护门的适当位置要有工作指示灯。监督检查时应在设备运行时或在不诊疗情况下检查指示灯工作是否正常。

（五）放射诊疗设备及其工作场所检测情况监督

放射诊疗设备及其工作场所检测情况监督是检查医疗机构放射诊疗设备的性能和放射诊疗工作场所的防护情况是否按照规定的周期和项目进行检测，并且检测结果是否符合要求。

1. 放射诊疗设备在新安装或对关键部件维修、更换后是否由具有相应资质的检测机构进行验收检测。对于放射卫生技术服务机构出具的技术报告，要查看机构是否具有相应资质。

2. 放射诊疗设备在正常运行状态下是否由具有资质的放射卫生技术服务机构每年进行一次状态检测。核对《放射诊疗许可证》副本中登记及现场查见的设备,是否都有相应的检测报告。

3. 放射诊疗设备在投入使用后,是否按照有关标准或质量保证方案定期进行稳定性检测;检测是否有详细记录,检测资料是否妥善保管,存档备查。

4. 是否对工作场所进行自行检测并定期委托有资质的技术服务机构对放射诊疗工作场所、放射性同位素储存场所和防护设施进行放射防护水平检测。

5. 放射诊疗设备的性能和放射诊疗工作场所的辐射水平是否符合国家有关规定或相关标准。医疗机构委托技术服务机构检测发现放射诊疗设备或放射诊疗工作场所检测结果不符合要求的是否经过整改并复测合格后方投入使用。

(六)放射防护管理制度监督

放射防护管理制度监督可以通过查阅放射防护管理制度内容、制度执行情况记录等方式,检查医疗机构放射防护制度制修订和落实情况。

1. 是否制定了内容全面,涵盖放射防护管理各项要求的放射防护管理制度。查看制定的制度是否符合医疗机构的实际情况,是否能够涵盖医疗机构所开展的放射诊疗技术、使用的放射性同位素和射线装置情况。

2. 放射防护管理制度内容是否符合国家法律法规和标准要求。在国家法律法规和标准调整后,医疗机构的制度是否也进行了相应的修订。

3. 放射防护管理制度是否得到了有效落实。查验相关记录,检查放射防护制度的执行情况,通过与相关工作人员交谈,了解其对制度执行的认识。

(七)辐射危害事前告知监督

在诊疗前对受检者(患者)应进行辐射危害事前告知,并对患者及护理人员从辐射防护的角度提出一些建议。医疗机构有辐射危害告知的义务,受检者(患者)有知道辐射对人体危害的权利。监督检查医疗机构是否采取了有效方式对辐射危害事前告知。

1. 开展放射诊疗前,是否告知受检者(患者)电离辐射对健康的影响。事先告知没有规定的告知方式,应根据放射诊疗工作的特点采用不同的告知形式。

2. 对施用放射性药物的患者是否提供书面或口头的指导,以便有效地约束其护理人员、家庭成员和公众所受的照射。对于核医学核素治疗、粒子源植入的患者进行辐射危害告知,除了对本人告知以外还要对家属告知,因为患者在治疗期间是一个活动的放射源,对周围密切接触人群有一定的影响。医疗机构应根据放射诊疗辐射危害的情况制作相应的知情同意书,在治疗前医患双方签字。现场可通过索取、查看相应的知情同意书，来判断辐射危害告知情况。

二、放射诊疗工作分类监督内容

《放射诊疗管理规定》中对于放射治疗、核医学、介入放射学和 X 射线影像诊断的场所、人员、配套设备的要求都是不一样的，在监督过程中也应该各有侧重，根据开展诊疗工作的特点确定一些重点监督检查内容，具体如下：

（一）放射治疗工作监督

放射治疗是治疗恶性肿瘤重要手段之一，治疗方式分为体内射束治疗和体外射束治疗两种。辐射源至皮肤间距离大于 50cm 的体外辐射束治疗称为远距治疗，远距治疗的主要设备有医用直线加速器、立体定向治疗设备、钴 -60 治疗机等。近距离放射治疗主要是后装治疗，预先在患者需要治疗的部位放置施源器，然后采用自动或手动控制，将贮源器内放射源输入施源器内实施治疗，最常用的放射源是铱 -192。近几年来，放射治疗已从传统放射治疗发展到精确适形调强放射治疗，放射治疗设备发展很快，质子治疗、重离子治疗、中子治疗已应用于临床。但常用放射治疗设备是医用直线加速器、γ 立体定向治疗设备和 γ 后装治疗机。这些放疗设备的特点是多重安全联锁，防护设施屏蔽效果较好，通常情况下工作人员受照剂量相对较低，主要辐射危害是对放射工作人员和公众的潜在照射。核素敷贴治疗一般在医疗机构的核医学工作部门开展，监督要求将在核医学监督中进行论述。

1. 放射治疗场所安全防护设施监督

（1）工作指示灯是否安装在适合的位置（治疗室外入口处），用于显示放射治疗设备工作状态。

（2）控制室操作台与防护门是否设置安全联锁装置；现场查验的情况下，设备、装置都能良好运行。放射治疗机房防护门需要电动化进行开、关门，通常情况下防护门应有 3 个功能：第一是门机联锁功能，即只有当门完全关闭时，照射才能进行；第二是电动门的关闭控制器只能位于治疗室外且靠近门的位置，打开控制器应安装治疗室里面或外面靠近门的地方，电动门有强制手动措施，即使在断电的情况下，门在任何时候都可以从治疗室里面或外面打开；第三是电动门应有防挤压连锁装置（如碰触传感器），在碰到任何物体和人员时停止门的关闭或自行打开，通常安装红外线延时保护装置。可以通过在治疗过程中打开防护门或在未闭合防护门的情况下尝试进行治疗的方式来检验门机联锁的功能，正常情况下放射治疗装置应停止照射或不能照射。通过在关门过程中，人通过防护门的方法来检验防碰撞装置的功能是否正常，正常情况下防护门应立即停止关闭或自行打开防护门。

（3）放射治疗机房内是否安装对讲装置和影像监视系统，用以观察和了解患者治疗过程中的情况。现场查验的情况下，对讲装置和监视系统是否正常工作。影像监视系统在照射前和照射中，操作人员应能无阻碍地观察患者，对讲系统使得控制台处的操作人员同治疗室中的患者之间在照射期间能进行语言交流。可通过用手敲击麦克风、监督人员在治疗室内听、说等方式，也可在治疗中询问患者情况的方式来检验对讲系统的功能。放射治疗装置配备的是专用监视器，图像清晰可见，通过肉眼观察可以判断监视系统的效果。

（4）治疗室是否安装能紧急终止照射的应急开关；现场查验，应急开关是否正常工作。

（5）治疗室通风换气次数是否符合标准要求；对于加速器机房，应不小于4次/小时；对于γ刀治疗室，机械通风换气次数一般为3～4次/小时。

（6）是否按规定配置了固定式剂量监测报警装置，是否正常运行。剂量监测系统的探测器部分应安装在治疗室内，显示系统安装在操作室内的合适位置。检查时了解剂量监测系统报警阈值的设定情况、查看剂量水平显示窗口清晰程度和剂量监测系统声光报警效果。

（7）后装治疗室的准备室和控制室是否分开设置；治疗室内是否设置使放射源迅速返回贮源器的应急开关与放射源监测器。

（8）放射治疗机房是否配备个人剂量报警仪，放射工作人员持报警仪进入治疗室。了解个人剂量报警仪报警阈值的设定情况，查看并检验个人剂量报警仪性能，视情况查验检定证书或校准记录。

2. 放射治疗质量保证监督

质量保证是为了保证照射的几何位置与靶区剂量的准确性，减少正常组织和器官的受照剂量，防止对受照射人员形成误照射等所采取的一系列措施。通过和医生、医学物理人员交谈和观察技师工作全过程，查看相应的治疗记录和有关规章制度，判断医疗机构放射治疗质量保证工作开展情况。

（1）质量保证方案制订是否符合要求。质量保证方案应贯穿患者的放射治疗全过程，为使放射治疗达到预期效果，医师、技术人员、医学物理人员在放射治疗保证中将分别承担相应的责任。医疗机构应按照国家相关标准的要求，制定患者防护制度与放射治疗质量保证计划，并对放射工作人员进行放射防护与控制质量的定期培训。从管理制度和质量控制程序上保证放射治疗的正确实施。放射治疗质量保证方案大致分为4部分内容：第一部分是医师、技术人员、医学物理人员在放射治疗过程中各自职责和为保证治疗而采取的措施；第二部分是患者防护的有关要求；第三部分，质量控制检测即放射治疗装置的质量控制自我检测（稳定性检测）和技术服务机构的验收、状态检测；第四部分是放射治疗的剂量验证工作。

（2）处方管理是否符合质量保证要求。对于所有接受远距离放射治疗的患者，必须在治疗以前获得由执业医师签字并注明日期的处方。处方应该包含以下信息：治疗点的位置、总剂量、每次剂量、分次和整个治疗期。此外，应说明在辐照体积内危及器官的剂量。对于所有接受近距离放射治疗的患者，必须在治疗以前获得由执业医师签字并注明日期的处方。处方中应该包含以下信息：参考点和危及器官的总剂量、参考剂量体积的大小、源数目和它们的剂量分配、放射性核素和在参考日期的源的强度。

（3）治疗计划是否符合质量保证要求。治疗计划系统是实施治疗的一个主要部分，因此应该确保这些系统的调试和验证过程有完整的证明文件。放射治疗医师是否按规定验证治疗计划的执行情况，发现偏离计划现象时，及时采取补救措施并向主管部门报告。

（4）剂量验证是否符合质量保证要求。是否按质量保证方案的要求开展剂量验证，只有在验证通过时方实施治疗。对于放射治疗的验证工作，可以通过查看验证测试记录和验证模体使用情况来进行检查。

（5）治疗过程是否符合质量保证要求。放射治疗期间，是否至少有两名操作人员协调操作，不擅自离开岗位，并认真做好当班记录，严格执行交接班制度。工作人员在治疗过程中，是否密切注视操作台上各种显示，随时观察患者的情况，发现体位变化等紧急情况时，立即停止照射，记录已照射时间，按照应急预案规定的程序采取相应的措施。

3. 放射治疗设备质量控制检测监督　放射治疗设备的质量控制检测包括放射卫生技术服务机构开展的验收检测、状态检测和医疗机构自行开展的稳定性检测。前者已在第五章第一节进行了阐述，在此监督的内容是稳定性检测。

（1）放射治疗设备是否按照有关标准或质量保证方案定期进行稳定性检测，所有检测结果是否详细记录，检测资料妥善保管，存档备查。可以通过查看测试记录进行检查。查看记录时要注意，检测时间、检测条件（机器条件、测量仪器的条件）、仪器修正、调整后是否进行检测、检测结果的计算、对检测结果的处理等。

（2）稳定性检测结果与验收检测得到的相应基线值进行比较，若二者偏差超过允许水平，是否都查明原因并及时纠正。对设备关键部件维修更换后，需要复检，如参数不达标，应重新采集。通过查看放射治疗装置的维修、保养记录、患者治疗单、设备工作日志和质量控制检测记录4个方面来判定放射治疗设备的维修、保养情况和维修重要部件后输出剂量的检测和质量控制工作开展情况。

（3）现场查验稳定性检测记录，检测项目和检测周期是否符合国家标准和本机构质量保证方案的规定,结果是否符合要求。

（4）放射源的有效活度及参考点空气比释动能率是否按相应规定和标准进行衰变校正。对于使用放射源进行放射治疗的,应查验其衰变校正情况。

（5）用于稳定性检测的仪器设备是否按规定进行了检定或校准。

4. 放射治疗中的医疗照射防护监督

（1）正当性:是否严格掌握放射治疗适应证,患者应先经病理学或细胞学明确诊断,并经医生确诊属于需放射治疗疾病。是否逐例进行正当性判断,当确定为放射治疗的适应证并不大可能引起明显并发症的情况下方开展放射治疗。除有明显的临床指征外,是否避免对怀孕或可能怀孕的妇女施行腹部或骨盆部位的放射治疗;若确需要治疗,是否有周密计划使胚胎或胎儿所受到的照射剂量最小。

（2）医疗照射防护的最优化:放射治疗医师提出治疗方案后,是否经医学物理人员核定照射剂量,或由放射治疗医师会同医学物理人员、临床医师共同制定有效的放射治疗计划。放射治疗计划是否以高效治疗、减少正常组织损伤为目的,并应准确确定靶区位置与范围、照射剂量和时间。是否逐例制定对治疗靶区的照射计划,使靶区受到适当治疗照射并使靶区的器官和组织所受剂量保持在尽可能低的水平。

（二）核医学的监督

核医学主要使用非密封放射性同位素开展放射诊疗工作,核医学的主要职业病危害是由于操作不当可能造成放射性污染导致操作人员的内照射问题。从放射卫生管理角度和减少人员污染的原则,工作场所布局按放射性活度和可能的污染是从低到高进行排布。区分人流（工作人员和受检者）、物流（放射性药物制取与接收、贮存、施用、废物处置与贮存）和气流通道,避免相互交叉。核医学辐射防护的另一个重点是核素治疗和粒籽源植入治疗的问题。^{131}I治疗甲亢、甲状腺癌和粒籽源植入患者是一个流动的放射源,他们的自身行为可能对他们的家属及公众带来一定辐射危害。应通过书面的告知方式来规范放射性核素药物治疗患者和体内粒籽源植入患者的行为,控制并尽量减少与其密切接触人员的受照剂量。

1. 工作场所分区与布局监督

（1）核医学工作场所是否按照 GB 18871 要求分为控制区和监督区。控制区是指需要或可能需要专门的防护手段和安全措施的区域,以便控制正常工作条件下的正常照射或防止污染扩散,并预防潜在照射或限制潜在照射的范围。监督区是指不需要专门的防护手段和安全措施,但需要经常对职业照射条件进行监督和评价的区域。应将下列功能区列为控制区,控制其辐射水平和表面放射性污染水平:包括可能用于制备、分装放射性核素和药物的操作室、放射性药物给药室等直接从事非密封放射性物质操作的场所;放射性药物治疗的床位区、非密封放射性物质储存场所、放射性废物暂存场所等。应将下列功能区列为监督区以防止放射性污染向清洁区的扩散:包括显像室、诊断患者的床位区、含放射性核素生物样品的检测与测量场所以及与密封源操作场所相邻的、有可能受到放射性污染并有人员驻留的场所。

（2）核医学工作场所是否设置了与其服务项目相适应并且符合防护要求的实验室、检查室、注射室、治疗病房和候诊区等各种工作场所及其相适应防护设施。工作场所合理安排与布局,有助于实施工作程序,如一端为放射性物质储存室,依次为给药室、候诊室、检查室、治疗室等。合理组织整个实验室的气流方向,确保非密封放射性物质操作的场所处于低压区。分别设置人员通道和非密封放射性物质传递通道,防止发生交叉污染。

2. 放射源安全管理监督

（1）领用登记管理:放射源是否按规定进行领用登记,相关记录齐全。放射源做到账物相符。查看放射源（非密封源和密封源）储存库内放射源贮存情况,库内是否有其他物品;查看储存场所放射源存入、领取、归还登记和检查的记录,账目是否清楚,账物是否相符,记录资料是否切合实际情况;通过索取患者治疗单、检验单或登记记录,验证出入库及药物的消耗和使用情况。

（2）安全防护管理

1）防污染措施:液态放射性物质的操作,是否在铺有吸水纸的塑料或不锈钢等易去污的台面上或搪瓷盘内进行;不得将未经污染监测或污染监测超过 GB 18871 表面污染控制水平的任何物品带出控制区;操作放射性碘化物等挥发性或放射性气体应在通风橱内进行。

2）表面污染监测:做好对操作人员的监测,包括个人外照射监测和表面污染监测;对有可能造成体内污染的特殊操作,必要时进行待积有效剂量估算。实验操作结束后应当对场所表面进行放射性污染监测,人员、物品离开实验室时应对人员表面和物品进行放射性污染监测,如监测结果超过 GB 18871 所规定的控制水平,应及时去污处理,直至符合该标准的要求。

（3）贮存管理:放射源是否有专门的储存场所并有专人负责,有登记和检查制度;放射源不与易燃、易爆、腐蚀性物品同库储存,储存场所是否采取了有效防盗防泄漏措施。

（4）放射性废物处理

1）是否将可能已污染的物品按照放射性废物进行处理。例如使用过的放射性药物注射器、绷带和敷料,是否作为污染物处理或作放射性废物处理。

2）放射性废物的容器是否符合要求。固体废物如污染的针头、注射器和破碎的玻璃器皿等是否贮于不泄漏、较牢固并有合适屏蔽的容器内。

3）放射性废物是否分类收集和存放。是否按长半衰期和短半衰期分别收集，并给予适当屏蔽。

4）放射性废物的处理是否符合规定。例如由生产厂家回收或环保部门收贮。对于自行存放的放射性废物是否按规定进行了核素名称、时间等标示。

5）是否按规定设置了放射性废物衰变池。

3. 放射防护和质量控制设备监督

（1）核医学科是否配备了放射性表面污染监测仪和活度计。放射性表面污染监测仪和活度计的配备应当与其所开展的核医学项目相符合。

（2）活度计和放射性表面污染监测仪器是否经检定合格。核医学科使用的活度计（检定周期2年）和表面污染监测仪（检定周期1年）都属于强制检定仪器，核医学诊疗常用的放射性核素，如：^{99m}Tc、^{131}I、^{125}I、^{131}Tl、^{153}Sm、^{67}Ga、^{90}Y、^{32}P、^{18}F、^{11}C、^{13}N、^{15}O，活度计应分别对每种核素进行校准，确保量值可以溯源国家基准。可通过查看本年度检定证书（检定核素能量范围）来判断仪器的检定情况。

（3）活度计和放射性表面污染监测仪器是否按规定使用。现场查验表面污染监测仪和活度计的实际情况，必要时让工作人员进行现场操作，对仪器的性能是否熟悉，检测方法和计算是否正确。

4. 核医学质量保证监督

（1）处方管理是否符合要求：用放射性药物诊断时，是否参考有关医疗照射指导水平，采用能达到预期诊断目的所需要的最低放射性核素使用量。并注意查阅以往的患者检查资料，避免不必要的重复检查。

（2）施药管理是否符合要求：是否采取有效措施，确保给每例患者施用的放射性药物的活度与处方量一致，并在服药时记录。对施用的药物是否使用活度计进行了放射性活度检测或抽检。

5. 核医学诊断设备质量控制监督　核医学诊断设备的质量控制检测包括放射卫生技术服务机构开展的验收检测、状态检测和医疗机构自行开展的稳定性检测。前者已在第五章第一节进行了阐述，在此监督的内容是稳定性检测。

（1）核医学设备是否按照标准开展稳定性检测；所有检测结果是否详细记录，检测资料妥善保管，存档备查。核医学设备分为两种：一种是直接测量计数的设备，而另一种是显像设备。监督检查主要针对显像设备SPECT/CT、PET/CT等，是否按规定的周期和项目开展了稳定性检测。

（2）稳定性检测结果异常的，是否按规定进行处理。现场检查稳定性检测记录，结果不符合要求的，是否进行了校正、维修等，是否经过复测合格方投入使用。

6. 工作人员个人防护情况监督

（1）核医学工作场所是否配备了与所开展的核医学工作内容相一致的个人防护用品。

（2）在分装、注射等操作非密封放射性核素过程中，工作人员是否根据核素的特性使用防护设施或需穿戴个人防护用品，以降低工作人员的受照剂量。例如对于操作 ^{131}I 等挥发性放射性物质时，在通风橱内进行；进行 ^{18}F 分装、注射时，采用有效的屏蔽措施。

7. 核医学体外检测监督　放免试剂盒体外检测属于临床核医学范畴，根据标准规定通常情况下可以在一般实验室中进行，现场监督要求是核医学体外检测的房间门上要张贴电离辐射标志，储存放免试剂盒应备专用柜并加锁，柜门上应有电离辐射标志，放免试剂盒需要专人管理交收、库存和消耗账目清楚等工作情况。

8. 核医学治疗监督　核医学治疗包括核素治疗和永久性粒籽源植入治疗，从放射诊疗许可角度敷贴治疗属于放射治疗范畴，但往往敷贴治疗一般都在核医学科内进行，从管理角度核医学治疗包括以下 3 部分。

（1）核素治疗：核医学现常用治疗核素有 ^{131}I、^{153}Sm、^{89}Sr 和 ^{90}Y 等，但是最常用还是 ^{131}I，^{131}I 主要用于治疗甲亢和甲状腺癌，开展 ^{131}I 甲状腺癌核素治疗的医疗机构必须设置专门病房，核素治疗患者必须住院观察，以控制其家庭与公众成员可能受到的照射。待体内的放射性物质的活度降至一定水平后才能出院。

1）核素治疗病房防护设施：^{131}I 核素治疗患者对甲亢治疗剂量一般为 100（~1000）MBq，对甲状腺癌治疗剂量一般为 4000（~8000）MBq。检查时查看许可证副本中放射性核素的种类和每年的购货或临时购货合同、库存账目来确定使用治疗核素的种类和用量，查看核素治疗患者的记录，索取病房的设计（验收）最大患者服药的核素活度的相关资料。现场查看住院患者情况和治疗活度来判定放射防护设施防护情况。①使用治疗量 γ 射线药物的区域应划为控制区。用药后患者床边 1.5m 处或单人病房应划为临时控制区。控制区入口处应有电离辐射警告标志，除医护人员外，其他无关人员不得入内，患者也不应该随便离开该区。②配药室应靠近病房，减少放射性药物和已接受治疗的患者通过非限制区。③根据使用放射性核素的种类、特性和活度，确定临床核医学治疗病房的位置及其防护要求。病房应有防护栅栏，以控制已给药患者同其他人保持足够距离；必要时可采用附加屏蔽措施。④验证病房和值班室之间可视、对讲系统的功能，防护门的电离辐射警告标志是否清晰可见等。

2）住院患者管理：接受 ^{131}I 治疗的患者其体内的放射性活度降至低于

400MBq之前不得出院。现场监督要求是查看接受核素患者的住院时间，并大致估算体内的活度。现场监督要求是查看患者出院时间并估算体内放射性活度。

（2）敷贴治疗：敷贴治疗属于近距离治疗范畴，常用的核素有^{32}P和^{90}Sr-^{90}Y两种，^{32}P敷贴源现场制作，^{90}Sr-^{90}Y有商用产品。敷贴治疗应有专门治疗室，敷贴源需要定期进行检测确保治疗质量，了解污染状况。

1）敷贴源管理：查看敷贴治疗的记录（登记必须详细记录治疗日期、使用敷贴源的编号、辐射类型、活度、照射面积和部位），确定使用敷贴源的种类。对于使用^{32}P敷贴治疗的要详细查看^{32}P的使用账目，确定制作敷贴源的数量并对数量进行核对，确定敷贴源是否被带出治疗室外。对于使用^{90}Sr-^{90}Y治疗源按照许可密封型放射性同位素种类的数量进行核对。

2）敷贴源使用：实施敷贴治疗时，严禁将敷贴源带出室外，实施治疗前，应详细登记治疗日期、使用敷贴源的编号、辐射类型、活度、照射面积和部位。实施治疗时，必须用3mm厚的橡皮泥或橡胶板屏蔽周围正常组织。

3）贮源情况：敷贴器应放在专用贮源箱进行保管，现场监督要求是贮源箱的外表面必须标有放射性核素的名称、最大容许装载放射性活度和牢固、醒目的电离辐射标志；贮源箱必须能锁于固定物体上，防止失窃。

4）检测情况：医疗机构应对使用的敷贴器进行各种检测，检测包括：a. 敷贴器源窗表面完整性和放射性物质泄漏的检测；b. 敷贴器源面辐射均匀性的检测；c. 敷贴器源面空气吸收剂量率或参考点空气吸收剂量率的检测；d. 敷贴器有效活度及吸收剂量率的衰变校正；e. 距离贮源箱表面5cm及表面100cm处空气吸收剂量率的检测；f. 敷贴治疗室内β、γ辐射水平，地面与治疗设备表面放射性表面污染的检测；g. 敷贴治疗计时器计时误差的检测。监督要求是查看各种检测记录，主要是源表面完整性和放射性物质泄漏的检测、敷贴器源面辐射均匀性的检测、敷贴器有效活度及吸收剂量率的衰变校正等各种检测结果。

（3）粒籽源植入治疗：粒籽源植入治疗肿瘤，是近20年来发展起来的新技术，近年来发展很快，粒籽源具有低能量、低活度、使用的籽粒半衰期短、操作简单，并具有对肿瘤部位"适形"治疗、肿瘤靶区高剂量照射的技术优势。体内粒籽源植入属于核医学审批项目，但实际上开展此项工作往往由核医学科和其他临床科室共同来完成，监督检查时应注意对相关内容的检查。

1）粒籽源储存、保管、使用情况：在实施永久粒籽源植入治疗时，放射诊疗工作人员应随时清点所使用的放射性粒籽源，防止在操作过程中遗失；放射性粒籽源植入后，必须进行医学影像学检查，确认植入部位和放射性粒籽源的数量；治疗后必须有粒籽源数量的验证资料。贮存的粒籽源应及时登记，包括粒籽源编号、日期时间、源名称、入库活度／数量、送货人、接收人出库活度／数量、去往场所、出库经手人、接收人等。现场对粒籽源储存、保管、使用情况进行监督，并查看各种记录。具体可通过抽查几个患者的粒籽源领取数目和影像学检查结果来复核粒籽源的使用情况。

2）粒籽源植入的质量保证工作开展情况：开展粒籽源植入的医疗机构，应配备测量粒籽源活度的剂量仪，粒籽源活度的剂量仪要定期进行检定或校准。保证测量结果可以溯源国家基准。对植入粒籽源，应抽取 10% 或全部（少于 5 颗）进行源活度质量控制检测，现场监督要求是查看开展粒籽源植入的质量保证工作开展情况和查看各种记录等。

3）粒籽源植入住院患者专用病房管理：粒籽源植入患者的床边 1.5m 处或单人病房应划为控制区，控制区入口处应有电离辐射警告标志，除医护人员外，其他无关人员不得入内。植入粒籽源治疗的前列腺患者和胃肠道患者应使用专用便器或设有专用浴室和厕所。

4）粒籽源植入人员防护：应指定专门医护人员从事粒籽源植入患者治疗和护理，从事粒籽源植入的医护人员应该按照放射工作人员进行职业健康管理，并为相应人员办理《放射工作人员证》。检查操作人员是否戴好防护用品，站在屏风后分装粒籽源，分装是否在铺有吸水纸的托盘内完成，分装过程是否使用长柄镊子（30cm）。

9. 患者防护监督　核医学核患者防护主要是通过严格掌握适应证、控制用药量等手段。核医学患者防护监督应重点对特殊人群的防护开展。

（1）育龄妇女在检查诊断时，应对患者询问是否怀孕或哺乳进行询问。

（2）除有临床指征并必须使用放射性药物诊断技术外，尽量避免对怀孕和可能怀孕的妇女使用诊断性放射性药物；若必须使用时，应告知患者胎儿可能存在潜在风险；除非是挽救生命的情况，对怀孕和可能怀孕的妇女不应实施放射性药物的治疗。

（3）除有临床指征并必须使用放射性药物诊断技术外，尽量避免对哺乳期妇女使用放射性药物；除非是挽救生命的情况外，宜尽量避免对哺乳期妇女进行放射性药物治疗。

（4）除有临床指征并必须使用放射性药物诊断技术外，通常不宜对儿童实施放射性核素显像检查。

（5）对接受治疗的育龄妇女，是否给出了企求怀孕的最低时间间隔。

（三）对介入放射学、X 射线影像诊断的监督内容与要求

介入放射学是指在医学影像系统监视和引导下，经皮针穿刺或引入导管做抽吸注射、引流或对管腔、血管等做成型、灌注、栓塞等，以诊断与治疗疾病的技术。介入放射学使用的影像设备有传统的 X 射线机（包括带有影像增强

器系统的床上球管机和床下球管机）及配备数字减影（DSA）功能的 C 型臂、G 型臂、O 型臂 X 射线机等。介入放射学和 X 射线影像诊断的共同点是接触的电离辐射危害都是 X 射线，使用的设备比较接近。主要不同点是操作方式不同，X 射线影像诊断一般是隔室操作，介入放射学是同室操作；介入放射学工作人员受照剂量大，X 射线影像诊断工作人员受照剂量小。介入放射学和 X 射线影像诊断监督内容及要求基本相同，故在此一并阐述。

1. 工作场所安全和防护

（1）机房门是否设有闭门装置，且工作状态指示灯和与机房相通的门能有效联动。

（2）机房是否设有监控装置或观察窗，其设置的位置应便于观察到受检者（患者）状态。

（3）机房内布局是否合理，应避免有用线束直接照射门、窗和管线口位置；不得堆放与诊断工作无关的杂物；机房应保持良好的通风。

（4）每台 X 射线机（不含移动式、携带式床旁摄影机或车载 X 射线机）应设有单独的机房，机房应满足使用设备的空间要求。对新建、改建和扩建的 X 射线机房，其最小有效使用面积、最小单边长度是否符合标准规定。见表 5-1。

表 5-1　X 射线设备机房使用面积及单边长度

设备类型	机房内最小有效使用面积（m²）	机房内最小单边长度（m）
CT机	30	4.5
双管头或多管头 X 射线机	30	4.5
单管头 X 射线机	20	3.5
透视专用机、碎石定位机、口腔 CT 卧位扫描	15	3
乳腺机、全身骨密度仪	10	2.5
牙科全景机、局部骨密度仪、口腔 CT 坐位扫描 / 站位扫描	5	2
口内牙片机	3	1.5

（5）X 射线设备机房屏蔽防护是否满足以下要求：不同类型 X 射线设备机房的屏蔽防护应不小于标准的要求。应合理设置机房的门、窗和管线口位置，机房的门和窗应有其所在墙壁相同的防护厚度，设于多层建筑中的机房（不含顶层）顶棚、地板（不含下方无建筑物的）应满足相应照射方向的屏蔽厚度要求。

2. 质量保证监督

（1）是否制定了与所开展的介入放射学或 X 射线影像诊断相关的质量保证方案，内容包含质量保证的全过程。

（2）科主任是否熟悉质量保证方案，其余医师、技术人员、护士是否熟悉相应的岗位制度及工作流程。现场可以询问相关人员，了解其对质量保证工作的熟悉程度，也可以观察工作人员的具体操作情况，与质量保证的要求是否符合。

（3）质量保证工作是否按照国家法律法规、标准和质量保证方案的要求开展。现场查验质量保证的相关记录，查证落实情况。

（4）X 射线放射诊疗设备除了按照第五章第一节的要求做好验收检测和状态检测外，是否按照标准规定的周期和项目开展稳定性检测。

3. 防护用品配备及使用情况　开展介入放射学和 X 射线诊断的医疗机构应配备工作人员和受检者（患者）防护用品，现场监督要求是查看放射诊疗工作场所受检者和工作人员防护用品配备防护用品及开展受检者（患者）防护情况。应查看工作人员和受检者（患者）防护用品的配备种类是否符合标准要求；防护用品的铅当量是否符合标准要求，防护用品和辅助防护设施的铅当量应不低于 0.25mmPb，对于儿童不低于 0.5mmPb；防护用品的使用年限是否超过标准规定的期限；在诊疗过程中是否对受检者（患者）、陪检者使用防护用品，采取防护措施。

4. 安全操作

（1）医用 X 射线设备安全操作是否符合以下一般要求：放射工作人员熟练掌握业务技术，满足放射工作人员岗位要求；根据不同检查类型和需要，选择使用合适的设备、照射条件、照射野；按 GB 16348 和 GBZ 179 中有关医疗照射指导水平的要求，合理选择各种操作参数，在满足诊断的条件下，受检者（患者）所受到的照射剂量最低；尽量不使用普通荧光屏透视，使用中应避免卧位透视；健康体检不使用直接荧光屏透视；X 射线机曝光时，应关闭与机房相通的门；对示教病例不应随意增加曝光时间和曝光次数；不应用加大摄影曝光条件的方法，提高胶片已过期或疲乏套药的显像效果；施行检查时，其他人员不得滞留在机房内；当受检者（患者）须携扶时，应对携扶者采取必要的防护措施。

（2）移动式和携带式 X 射线设备安全操作是否符合以下要求：在无法使用固定设备且确需进行 X 射线检查时才允许使用移动式设备；使用移动式设备在病房内作 X 射线检查时，应对毗邻床位（2m 范围内）患者采取防护措施，不应将有用线束朝向其他患者；曝光时，工作人员应做好自身防护，合理选择站立位置，并保证曝光时能观察到患者和受检者的姿态；移动式和携带式 X

射线设备不应作为常规检查设备。

（3）介入放射学和近台同室操作（非普通荧光透视）是否符合以下安全操作要求：介入放射学用 X 射线设备应具有可准确记录受检者（患者）受照剂量的装置，并尽可能将每次诊疗后受检者（患者）受照剂量记录在病例中；借助 X 射线透视进行骨科整复、取异物等诊疗活动时，不应连续曝光，并应尽可能缩短累计曝光时间；除存在临床不可接受的情况外，图像采集时工作人员应尽量不在机房内停留。

（4）CT 检查是否符合以下安全操作要求：应针对临床实际需要，正确选取并优化设备工作参数，在满足诊断需要的同时，尽可能减少受检者（患者）所受照射剂量，尤其应注意对儿童的 CT 检查时，应正确选取扫描参数，以减少受照剂量，使儿童的 CT 应用达到最优化；定期检查控制台上所显示出受检者（患者）的剂量指示值（CTDIw，CTDIvol 和 DLP），发现异常，应找出原因并加以纠正；应慎重进行对孕妇和儿童的 CT 检查，对儿童受检者要采取固定措施；在 CT 检查过程中应对受检者（患者）进行全程监控，防止发生意外情况。

第二节　违法行为的行政处罚

放射卫生行政处罚是指卫生行政执法主体依法对违反放射卫生法律法规的公民、法人和其他组织给予的行政制裁措施。放射卫生行政处罚的主要依据是《中华人民共和国职业病防治法》和《放射诊疗管理规定》。《中华人民共和国职业病防治法》设定的种类有警告、罚款、责令停止产生职业病危害的作业、没收违法所得、由原认可或者批准机关取消其相应的资格。《放射诊疗管理规定》设定的种类有警告、罚款、吊销许可证。在适用法律时，还应遵守各地的行政处罚自由裁量规则。在监督检查过程中，发现医疗机构在开展放射诊疗工作时存在违法行为的，要以监督检查笔录的方式记录下来，做好违法事实的调查取证工作。调查取证的焦点要紧紧围绕违法事实，收集各种书证、物证，并通过询问方式让违法单位或个人对违法事实进行确认并制作询问笔录。根据当事人违法事实，依据相应法律法规进行行政处罚。

一、未按规定进行放射性职业病危害预评价

该行为违反了《中华人民共和国职业病防治法》第十七条第一款的规定，依据《中华人民共和国职业病防治法》第六十九条第一项，给予警告，责令立即或限期改正违法行为，逾期不改的，处十万元以上五十万元以下的罚款。

二、医疗机构可能产生放射性职业病危害的建设项目未按照规定提交放射性职业病危害预评价报告，开工建设

该行为违反《中华人民共和国职业病防治法》第十七条第二款的规定，依据《中华人民共和国职业病防治法》第六十九条第二项，给予警告，责令立即停止施工建设，未停止的，处十万元以上五十万元以下的罚款。情节严重的，责令停止产生职业病危害的作业，或者提请有关人民政府按照国务院规定的权限责令停建、关闭。

三、放射性职业病危害预评价报告未经卫生行政部门审核同意，开工建设

该行为违反了《中华人民共和国职业病防治法》第十七条第二款的规定，依据《中华人民共和国职业病防治法》第六十九条第二项，给予警告，责令立即停止施工建设，未停止的，处十万元以上五十万元以下的罚款。情节严重的，责令停止产生职业病危害的作业，或者提请有关人民政府按照国务院规定的权限责令停建、关闭。

四、建设项目的职业病防护设施未按照规定与主体工程同时设计、同时施工、同时投入生产和使用

该行为违反了《中华人民共和国职业病防治法》第十八条第一款的规定，依据《中华人民共和国职业病防治法》第六十九条第三项，给予警告，责令限期改正；逾期不改正的，处十万元以上五十万元以下的罚款；情节严重的，责令停止产生职业病危害的作业，或者提请有关人民政府按照国务院规定的权限责令停建、关闭。

五、建设项目的职业病防护设施设计不符合国家职业卫生标准和卫生要求，或者医疗机构放射性职业病危害严重的建设项目的防护设施设计未经卫生行政部门审查同意擅自施工

该行为违反了《中华人民共和国职业病防治法》第十八条第二款的规定，依据《中华人民共和国职业病防治法》第六十九条第四项，给予警告，责令限期改正；逾期不改正的，处十万元以上五十万元以下的罚款；情节严重的，责令停止产生职业病危害的作业，或者提请有关人民政府按照国务院规定的权限责令停建、关闭。

六、未按照规定对职业病危害放射防护设施进行职业病危害控制效果评价

该行为违反了《中华人民共和国职业病防治法》第十八条第三款的规定，

依据《中华人民共和国职业病防治法》第六十九条第五项,给予警告,责令立即停止使用,不停止使用的,处十万元以上五十万元以下的罚款。情节严重的,责令停止产生职业病危害的作业,或者提请有关人民政府按照国务院规定的权限责令停建、关闭。

七、建设项目竣工投入生产和使用前,职业病防护设施未按照规定验收合格

该行为违反了《中华人民共和国职业病防治法》第十八条第四款的规定,依据《中华人民共和国职业病防治法》第六十九条第六项,给予警告,责令立即停止使用,未停止使用的,处十万元以上五十万元以下的罚款;情节严重的,责令停止产生职业病危害的作业,或者提请有关人民政府按照国务院规定的权限责令停建、关闭。

八、未取得放射诊疗许可从事放射诊疗工作

该行为违反了《放射诊疗管理规定》第十六条第二款的规定,依据《放射诊疗管理规定》第三十八条第一项,给予警告、责令限期改正,并可以根据情节处以3000元以下的罚款;情节严重的,吊销其《医疗机构执业许可证》。

九、未办理诊疗科目登记或者未按照规定进行校验

未办理诊疗科目登记违反《放射诊疗管理规定》第十六条第二款的规定;未按照规定进行校验的违反《放射诊疗管理规定》第十七条第一款的规定,依据《放射诊疗管理规定》第三十八条第二项,给予警告、责令限期改正,并可以根据情节处以3000元以下的罚款;情节严重的,吊销其《医疗机构执业许可证》。

十、未经批准擅自变更放射诊疗项目或者超出批准范围从事放射诊疗工作

未经批准擅自变更放射诊疗项目的行为违反了《放射诊疗管理规定》第十七条第二款的规定;超出批准范围从事放射诊疗工作的行为违反了《放射诊疗管理规定》第三十八条第三项的规定;依据《放射诊疗管理规定》第三十八条第三项给予警告、责令限期改正,并可以根据情节处以3000元以下的罚款;情节严重的,吊销其《医疗机构执业许可证》。

十一、使用不具备相应资质的人员从事放射诊疗工作

该行为违反了《放射诊疗管理规定》第七条的规定,依据《放射诊疗管理

规定》第三十九条责令限期改正，并可以处以 5000 元以下的罚款；情节严重的，吊销其《医疗机构执业许可证》。

十二、未配备专（兼）职管理人员

该行为违反了《放射诊疗管理规定》第十九条的规定，依据《放射诊疗管理规定》第四十一条第七项，给予警告，责令限期改正；并可处一万元以下的罚款。

十三、介入放射学与其 X 射线影像诊断未为工作人员配备个人防护用品

该行为违反了《放射诊疗管理规定》第九条第三项的规定，依据《放射诊疗管理规定》第四十一条第七项，给予警告，责令限期改正；并可处一万元以下的罚款。

十四、介入放射学与其他 X 射线影像诊断工作场所未为受检者（患者）配备个人防护用品的

该行为违反了《放射诊疗管理规定》第九条第三项的规定，依据《放射诊疗管理规定》第四十一条第七项的规定，给予警告，责令限期改正；并可处一万元以下的罚款。

十五、未按规定设置电离辐射警示标志

装有放射性同位素和放射性废物的设备或容器未设置电离辐射标志、放射性同位素和放射性废物储存场所未设置电离辐射警告标志或必要的文字说明、放射诊疗工作场所的入口处未设电离辐射警告标志、控制区进出口及其他适当位置未设电离辐射警告标志的行为，分别违反了《放射诊疗管理规定》第十条第一项、第二项、第三项、第四项的规定，依据《放射诊疗管理规定》第四十一条第七项，给予警告，责令限期改正；并可处一万元以下的罚款。

十六、在控制区进出口及其他适当位置，未按照规定设置工作指示灯

该行为违反了《放射诊疗管理规定》第十条第四项的规定，依据《放射诊疗管理规定》第四十一条第七项，给予警告，责令限期改正；并可处一万元以下的罚款。

十七、新安装、维修或更换重要部件后的放射诊疗设备，未按规定进行验收检测

该行为违反了《放射诊疗管理规定》第二十条第一款第一项的规定，依据

《放射诊疗管理规定》第四十一条第三项,给予警告,责令限期改正;并可处一万元以下的罚款。

十八、放射诊疗设备未按规定进行状态检测或稳定性检测

该行为违反了《放射诊疗管理规定》第二十条第一款第二项的规定,依据《放射诊疗管理规定》第四十一条第三项,给予警告,责令限期改正;并可处一万元以下的罚款。

十九、购置、使用不合格或国家有关部门规定淘汰的放射诊疗设备

该行为违反了《放射诊疗管理规定》第二十条第一款第四项和第二十条第二款的规定,依据《放射诊疗管理规定》第四十一条第一项,给予警告,责令限期改正;并可处一万元以下的罚款。

二十、未定期进行放射诊疗场所辐射水平检测

该行为违反了《放射诊疗管理规定》第二十一条的规定,依据《放射诊疗管理规定》第四十一条第三项,给予警告,责令限期改正;并可处一万元以下的罚款。

二十一、放射诊疗工作人员对受检者(患者)进行医疗照射时,未对邻近照射野的敏感器官和组织进行屏蔽防护的

该行为违反了《放射诊疗管理规定》第二十五条的规定,依据《放射诊疗管理规定》第四十一条第二项,给予警告,责令限期改正;并可处一万元以下的罚款。

二十二、实施放射性药物给药和 X 射线照射操作时,非受检者进入操作现场或未对陪检者采取防护措施的

该行为违反了《放射诊疗管理规定》第二十六条第五项的规定,依据《放射诊疗管理规定》第四十一条第七项,给予警告,责令限期改正;并可处一万元以下的罚款。

二十三、未事先告知患者和受检者辐射对健康的影响情况

该行为违反了《放射诊疗管理规定》第二十五条的规定,依据《放射诊疗管理规定》第四十一条第七项,给予警告,责令限期改正;并可处一万元以下的罚款。

二十四、放射治疗场所未按规定设置安全联锁系统

该行为违反了《放射诊疗管理规定》第九条第一项的规定,依据《放射诊疗管理规定》第四十一条第七项,给予警告,责令限期改正;并可处一万元以下的罚款。

二十五、放射治疗场所未按规定设置剂量监测系统或固定式剂量报警仪

该行为违反了《放射诊疗管理规定》第九条第一项的规定,依据《放射诊疗管理规定》第四十一条第七项,给予警告,责令限期改正;并可处一万元以下的罚款。

二十六、放射治疗场所未按规定设置对讲系统或监视系统

该行为违反了《放射诊疗管理规定》第九条第一项的规定,依据《放射诊疗管理规定》第四十一条第七项,给予警告,责令限期改正;并可处一万元以下的罚款。

二十七、放射治疗场所未按规定配备放疗剂量仪或剂量扫描装置

该行为违反了《放射诊疗管理规定》第九条第一项的规定,依据《放射诊疗管理规定》第四十一条第七项,给予警告,责令限期改正;并可处一万元以下的罚款。

二十八、放射治疗场所未按规定配备个人剂量报警仪

该行为违反了《放射诊疗管理规定》第九条第一项的规定,依据《放射诊疗管理规定》第四十一条第七项,给予警告,责令限期改正;并可处一万元以下的罚款。

二十九、开展核医学工作未设专门的放射性同位素分装、注射、储存场所,放射性废物屏蔽设备和存放场所

该行为违反了《放射诊疗管理规定》第九条第二项的规定,依据《放射诊疗管理规定》第四十一条第七项,给予警告,责令限期改正;并可处一万元以下的罚款。

三十、开展核医学工作未配备活度计或放射性表面污染监测仪器

该行为违反了《放射诊疗管理规定》第九条第二项的规定,依据《放射诊

疗管理规定》第四十一条第七项,给予警告,责令限期改正;并可处一万元以下的罚款。

三十一、未制定与本单位从事的放射诊疗项目相适应的质量保证方案

该行为违反了《放射诊疗管理规定》第二十四条的规定,依据《放射诊疗管理规定》第四十一条第七项,给予警告,责令限期改正;并可处一万元以下的罚款。

三十二、发生放射事件并造成人员健康严重损害

该行为违反了《放射诊疗管理规定》第四十一条第五项的规定,依据《放射诊疗管理规定》第四十一条第五项,给予警告,责令限期改正;并可处一万元以下的罚款。

三十三、发生放射事件未立即采取应急救援和控制措施或未按照规定及时报告

根据该违法行为的具体情形,分别违反了《放射诊疗管理规定》第三十一条、第三十二条第一项、第二项、第三项、第四项、第五项的规定,依据《放射诊疗管理规定》第四十一条第六项,给予警告,责令限期改正;并可处一万元以下的罚款。

第六章

医疗机构放射工作人员监督

放射工作人员是指在放射工作单位从事放射职业活动中受到电离辐射照射的人员。《中华人民共和国职业病防治法》规定，对医疗机构放射性职业病危害控制的监督管理，由卫生行政部门依照《中华人民共和国职业病防治法》的规定实施。卫生行政部门负责医疗机构放射工作人员职业健康监护监督管理，医疗机构放射工作人员包括从事放射诊疗工作以及在医疗机构从事放射性药物生产和电离辐射医学科研中受到电离辐射照射的人员，本章主要介绍从事放射诊疗工作中受到电离辐射照射的放射工作人员（以下简称放射工作人员）。

卫生行政部门对放射工作人员监督管理是放射卫生监督管理的重要内容之一，因此必须切实地落实好此项工作。放射工作人员的职业健康监护监督管理法律依据包括：《中华人民共和国职业病防治法》《放射工作人员职业健康管理办法》《放射诊疗管理规定》《职业性外照射个人剂量检测规范》等。

第一节 放射工作人员监督内容

对放射工作人员监督主要包括 5 方面的内容：放射工作人员证、职业健康监护、职业健康监护档案管理、放射防护和有关法律知识培训以及个人剂量监测。

一、放射工作人员的职业健康监护

（一）职业健康监护的基本要求

职业健康监护是指为保证放射工作人员参加工作时及参加工作后都能适任其拟承担或者所承担的工作任务而进行的医学检查和评价。

对放射工作人员健康要求总的原则是，保证其身体和心理健康以及体质能力足以胜任正常和异常情况下的工作，不至于引发导致危害工作和公众安全与健康的误操作。

放射工作人员的职业健康监护应以职业医学的一般原则为基础，主要目的是评价放射工作人员对于其预期工作的适任和持续适任的程度，并为事故照射的医学处理和职业病诊断提供健康本底资料。放射工作人员的职业健康监护主要包括职业健康检查和评价，以及职业健康监护档案管理等内容。职业健康检查包括上岗前、在岗期间、离岗时、受到应急照射或者事故照射时的健康检查，以及职业性放射性疾病患者和受到过量照射放射工作人员的医学随访观察。

医疗机构应当按照国家有关法规的要求，建立健全本单位放射工作人员的职业健康监护制度，保证职业健康监护工作的实施。

医疗机构的职业健康监护责任和义务、放射工作人员的职业健康监护权利和义务应同时符合 GBZ 188 的相关要求。放射工作人员职业健康检查项目按照《放射工作人员职业健康技术规范》（GBZ 235）规定执行，放射工作人员的健康检查结果符合 GBZ 98 标准要求。医疗机构对疑似放射性职业病患者，应当按规定向所在地卫生行政部门报告，并按照职业健康检查机构的要求，安排其进行职业性放射性疾病诊断或者医学观察。

从事放射工作人员职业健康检查的医疗机构应当自体检工作结束之日起30 个工作日内，将职业健康检查结果书面告知医疗机构。职业健康检查机构出具的职业健康检查报告应当客观、真实，并对职业健康检查报告负责。放射工作单位应当在收到职业健康检查报告的 7 日内，如实告知放射工作人员，并将检查结论记录在《放射工作人员证》中。

（二）放射工作人员职业健康检查

1. 上岗前职业健康检查　放射工作人员上岗前，必须进行上岗前职业健康检查，符合放射工作人员健康标准的，方可参加相应的放射工作。对需要复查确定其放射工作适任性的，应当及时安排复查。

医疗机构不得安排未经上岗前职业健康检查或者不符合放射工作人员健康标准的人员从事放射诊疗工作。

上岗前医学检查不仅是查出不应（或不宜）从事放射工作的人员，而且是从业人员接触放射线前的本底资料，可为就业后定期检查、过量照射等提供对比和参考。此类检查应着重于评价工作人员的健康状况及其对预期从事的任务的适任性，并确定哪些工作人员需要在工作过程中采取特殊防护措施。因此，上岗前检查应系统、仔细、准确地询问职业史和进行医学检查并详细记录，以便为上岗后定期健康检查或者事故健康检查提供基础信息。

2. 在岗期间的定期健康检查　在岗期间定期复查的目的是判断放射工作人员对其工作的适任性和继续适任性，发现就业后可能出现的某些可能与辐射有关的效应及其他疾病。

医疗机构应当组织上岗后的放射工作人员定期进行职业健康检查,两次检查的时间间隔不应超过 2 年,必要时可增加临时性检查。

在岗期间定期职业健康检查如发现异常,应根据实际情况,适当增加检查频度和必要的检查项目。需要复查时可根据复查要求增加相应的检查项目。

从事放射工作后的情况,应记录:从事放射线和(或)放射性核素的工种、工龄及剂量;对放射工作的适任情况;从事放射工作后,患过何种疾病及治疗、转归情况;有无受到医疗照射、过量照射、应急照射、事故照射等情况;上岗后至本次检查期间的累积受照射剂量当量。检查结果应与上岗前进行对照、比较,以便判定是否可以继续从事放射工作。

医疗机构对职业健康检查机构认定不宜继续从事放射诊疗工作的人员,应及时调离放射工作岗位,并安排合适的非放射工作岗位;对需要复查和医学观察的放射工作人员,应当及时予以安排。

医疗机构不得安排怀孕的妇女参与放射应急处理和有可能造成职业性内照射的工作,哺乳期妇女在其哺乳期间应避免接受职业性内照射。

3. 离岗时职业健康检查 离岗时健康检查的主要目的是了解工作人员离开工作岗位时的健康状况。检查项目按照《放射工作人员职业健康技术规范》要求执行,根据工作人员的医学史、症状及体征、职业照射记录、接触放射线或放射性同位素的类型、方式及靶器官的不同,检查时要侧重于不同的项目,以评价工作人员在离开工作岗位时的健康变化是否与职业病危害因素有关。其健康检查的结论是职业健康损害的医学证据,有助于明确健康损害的责任,保障工作人员的健康权益。

按照《职业健康监护技术规范》(GBZ 188)标准规定,劳动者最后一次在岗期间的健康检查在离岗前的 90 天内,可视为离岗时的检查。

4. 应急照射或事故照射的健康检查 对受到应急照射或事故照射的放射工作人员,放射工作单位应当及时组织健康检查和必要的医学处理。

事故或应急照射的医学记录应尽可能完整,应详细记录应急照射的经过、防护情况、机体反应、详尽的体格检查,在在岗期间定期检查项目的基础上,职业健康检查机构检查项目按照《放射工作人员职业健康技术规范》(GBZ 235)附录 A 执行,可结合个人剂量监测或生物、物理剂量估算和临床表现等具体情况,参照相关的放射性疾病诊断标准,可适当增加必要的有针对性的检查项目,估算受照剂量,实施适当的医学处理。

5. 医学随访观察 放射工作人员的医学随访包括离岗后的医学随访和对受到过量照射的放射工作人员医学随访。辐射的健康危害效应有许多是远期的,损害是缓慢的,甚至在离开辐射作业环境数年或数十年以后才出现,例如放射性白内障、慢性放射病、放射性肿瘤等。

离岗后的医学随访观察的目的是早期发现可能的健康损害,及时控制健康损害的发展。医学随访观察的检查内容和频度应与上述目的相适应。

对确诊的职业性放射性疾病患者,按照国家有关标准的规定进行医学随访观察。

对参加应急处理或受到事故照射的放射工作人员,放射工作单位应当及时组织健康检查或医疗救治,按照国家有关标准进行医学随访观察。

二、放射工作人员的培训

《中华人民共和国职业病防治法》规定用人单位应当对劳动者进行上岗前的职业卫生培训和在岗期间的定期职业卫生培训。《放射工作人员职业健康管理办法》规定放射工作人员上岗前应当接受放射防护和有关法律知识培训,考核合格方可参加相应的工作,上岗前培训时间不少于4天;放射工作单位应当定期组织本单位的放射工作人员接受放射防护和有关法律知识培训,放射工作人员两次培训的时间间隔不超过2年,每次培训时间不少于2天。《放射诊疗管理规定》规定医疗机构应当按照有关规定和标准,对放射诊疗工作人员定期进行专业防护知识培训,并建立教育培训档案。

加强放射工作人员的培训,提高放射防护意识,使其具有放射防护基本知识和技能,自觉地遵守放射卫生有关法规和卫生标准,对预防放射事故和职业病的发生,保障放射工作人员和广大公众的健康和安全,具有重要意义。接受培训既是放射工作人员的权利,也是医疗机构和放射工作人员的义务。

（一）放射防护培训对象

从事医用X射线影像诊断、介入放射学、核医学、放射治疗等工作的放射工作人员。

（二）放射防护培训目的和基本要求

1. 培训目的　提高医疗机构的放射工作人员对放射安全重要性的认识,增强防护意识,掌握防护技术,最大限度地减少不必要的照射,避免事故发生,保障工作人员、受检者与患者以及公众的健康与安全。

2. 培训的基本要求　对电离辐射医学应用的利与害有正确的认识,防止麻痹思想和恐惧心理;了解有关放射防护法规和标准的主要内容,掌握放射防护基本原则;了解、掌握减少工作人员和受检者所受照射剂量的原理和方法,以及有关放射防护设施与防护用品的正确使用方法;了解可能发生的异常照射及其应急措施。

医疗机构的放射工作人员上岗前必须接受放射防护培训,并经考核合格,医学院校学生进入与放射工作有关的专业实习前,应接受放射防护知识培训,在岗期间的放射工作人员应定期接受再培训。

（三）放射防护培训内容

放射防护培训内容和深度应根据培训对象、工作性质和条件确定,放射防护培训内容提纲和专题培训课程参照 GBZ/T 149—2015 医学放射工作人员放射防护培训规范附录 A、B。

在医学放射工作人员的防护培训中应强调受检者与患者的防护,医疗照射的正当性判断和最优化分析必须列为防护培训的重要内容。

接触医用非密封型放射源的工作人员的防护培训内容必须包括内照射防护和放射性废物处理知识,X 射线影像诊断、核医学和放射治疗的质量保证,应列入相应医学放射工作人员的防护培训课程。

（四）放射防护培训方式

防护培训应根据培训对象的具体情况及其工作性质可采取多种方式,例如课堂教学、现场实习等。并注意充分利用各种音像教材。课堂教学可以基础知识为主,较系统讲授共同性内容,也可以某方面专题为内容举办培训班。现场实习以实际操作为主,侧重培养学员掌握防护技能。

（五）放射防护培训的考核

放射卫生防护基本知识应列为医学放射工作人员业务考核的内容。

新参加医学放射工作的人员,应取得经当地卫生行政部门认可的放射防护培训合格证书。

（六）防护培训工作的实施

医疗机构主要负责人,应对本单位的防护培训负责,从组织上落实放射防护培训计划的制定与实施,并定期核查培训效果。

各地卫生行政部门指定的机构负责督促并协助医疗机构做好防护培训工作,同时建立能够胜任防护培训教学及考核任务的队伍。防护培训教学人员不仅要有较好的理论素质,而且要有较丰富的实践经验。

医疗机构对放射工作人员的放射防护培训应建立档案,记录放射工作人员的培训课程、考核成绩等。

三、个人剂量监测

个人剂量监测是放射工作人员职业健康管理工作的重要内容,是职业危害因素监测、评价和职业病危害评价管理工作的重要组成部分,根据《职业性放射性疾病诊断标准（总则）》（GBZ 102—2002）、《职业性放射性疾病诊断程序和要求》（GBZ 169—2006）、《职业性外照射个人监测规范》（GBZ 128—2016）、《职业性外照射个人监测规范》（GBZ 129—2016），个人剂量监测资料和数据是诊断职业性放射性疾病时的必备条件之一。因此，各类医疗机构中从事放射诊疗工作的人员，必须依法接受具备资质的个人剂量监测技术服务机构统一进行个人剂量监测，建立相应的个人剂量档案。

（一）个人剂量计的佩戴方法

对于比较均匀的辐射场，当辐射主要来自前方时，剂量计应佩戴在人体躯干前方中部位置，一般在左胸前；当辐射主要来自人体背面时，剂量计应佩戴在背部中间。

对于工作中穿戴铅围裙的场合，通常应佩戴在围裙里面躯干上的剂量计估算工作人员的实际有效剂量。当受照剂量可能相当大时（如介入放射学操作），则还需在围裙外面衣领上另外佩戴一个剂量计，以估算人体未被屏蔽部分的剂量。

对于短期工作和临时进入放射工作场所的人员（包括参观人员和检修人员等），应佩戴直读式个人剂量计，并按规定记录和保存他们的剂量资料。

（二）个人剂量的监测原则

放射工作的人员，应接受个人剂量监测，并要佩戴具有资质的个人剂量监测技术服务机构提供的个人剂量计。

进入放射治疗等强辐射工作场所时，除佩戴常规个人剂量计外，还应当携带报警式剂量计。

当放射工作人员的年有效剂量大于 5mSv/h 时，除应记录个人监测结果外，还应进一步进行调查。

（三）个人剂量监测工作的实施与质量保证

放射工作人员个人剂量监测工作的组织实施，由具备资质的个人剂量监测技术服务机构负责；个人剂量监测报告应当在每个监测周期结束后 1 个月内送达单位，同时报告当地卫生行政部门。

外照射个人剂量常规监测周期一般为 30 天，最长不超过 90 天。内照射个人剂量监测周期按照有关标准执行。个人剂量监测技术服务机构应当在每个监测周期结束后 1 个月内将个人剂量监测报告送达被监测人员所在医疗机构，医疗机构应将个人剂量监测结果及时记录在本人的《放射工作人员证》中。

（四）放射工作人员个人剂量监测档案的管理

所有从事和涉及放射工作的医疗机构，必须按照有关规定为其工作人员建立个人剂量监测档案，并要终生保存。

四、放射工作人员职业健康监护档案管理

职业健康监护档案是劳动者健康变化与职业病危害因素关系的客观记

录,是职业病诊断鉴定的重要依据之一,是区分健康损害责任的主要证据,是法院审理健康权益案件的物证。同时也是评价用人单位治理职业病危害成效的依据。因此,规范职业健康监护档案的内容、保存期限、保护责任人等意义重大。

职业健康监护档案是一项融合环境检测、医学检查和信息管理的综合性、专业性系统工程,其内容应当精确可信,并能满足连续、动态观察劳动者健康状况、诊断职业病以及职业卫生监督执法的需要。

医疗机构应当为本单位放射工作人员建立并终生保存职业健康监护档案。放射工作人员职业健康监护档案应包括以下内容:

1. 职业史、既往病史、职业照射接触史、应急照射、事故照射史;

2. 历次职业健康检查结果及评价处理意见;

3. 职业性放射性疾病诊断与诊断鉴定、治疗、医学随访观察等健康资料;

4. 怀孕声明,如有;

5. 工伤鉴定意见或结论。

当然,医疗机构出于对放射工作人员健康负责的目的而自行进行的各种检查资料,也可一并纳入职业健康监护档案中。

职业史是指放射工作人员工作经历,记录放射工作人员既往工作过的用人单位的起止时间和用人单位名称和从事工种、岗位。

既往史应包括放射工作人员的既往患病史、月经史、婚育史、个人生活史和家族史等。既往患病史应记录疾病名称、发病日期、诊断日期、诊断单位、治疗经过及转归。

对于放射工作人员的职业照射接触史应记录工作单位、所在部门、工种、放射源项及强度、操作方式、每日工作时数或工作量、防护措施、个人剂量监测结果,还应包括对任何受过量照射、事故照射、应急照射或事先计划的特殊照射的情况等详细记载。

职业病诊疗情况应记录患病名称、发病时间、诊断时间、诊断单位、治疗单位、治疗经过、复查结果及转归等。

放射工作人员职业健康监护档案应有专人负责管理,妥善保存。应采取有效措施维护放射工作人员的职业健康隐私权和保密权。

放射工作人员有权查阅、复印本人的职业健康监护档案。放射工作单位应当如实、无偿提供。不得拒绝或者提供虚假档案材料。

放射工作人员在离开放射工作单位时,有权向放射工作单位索取本人的职业健康监护档案的复印件,放射工作单位应当如实、无偿提供,并在所提供的复印件上签字、盖章。

第二节 放射工作人员监督要点

一、放射工作人员职业健康监护

主要监督内容包括放射工作人员上岗前、在岗期间、离岗时、应急或事故时的职业健康检查情况；有无未经职业健康检查或者经职业健康检查不符合放射工作人员职业健康标准的人员从事放射工作；有无确诊或疑似职业性放射性疾病患者，如有，医疗机构是否按照国家相关规定进行妥善安置；放射性危害告知情况；不宜继续从事放射工作的人员调离放射工作岗位及妥善安置情况等。

（一）上岗前的职业健康检查

检查医疗机构新上岗的放射工作人员是否进行了上岗前职业健康检查，是否安排未经职业健康检查的人员从事放射工作；检查上岗前职业健康检查报告，是否安排有放射职业禁忌或者不符合放射工作人员职业健康标准的人员从事放射诊疗工作。

（二）在岗期间的职业健康检查

检查医疗机构是否组织本单位上岗后的放射工作人员定期进行职业健康检查，两次检查的时间间隔是否超过 2 年；检查职业健康检查报告，是否有不宜继续从事放射诊疗工作的人员，是否及时调离放射工作岗位，并妥善安置；对需要复查和医学随访观察的放射工作人员，是否及时予以安排。

（三）离岗时的职业健康检查

检查放射工作人员离岗前是否进行职业健康检查。

（四）职业禁忌的劳动者、未成年人、孕期、哺乳期的女职工从事放射工作情况

检查医疗机构是否安排有职业禁忌的劳动者、未满 18 周岁人员从事放射工作。

检查医疗机构是否安排怀孕的妇女参与应急处理和有可能造成职业性内照射的工作。是否安排哺乳期的妇女接受职业性内照射。

（五）放射性职业患者或者疑似放射性职业病患者报告情况

检查放射诊疗工作人员被诊断为放射性职业病或者疑似放射性职业病时，医疗机构是否及时向所在地卫生行政部门。确诊为职业病的，是否向所在地劳动保障行政部门报告。

（六）安排疑似职业病（放射性）患者进行诊断情况

检查医疗机构是否及时安排本单位疑似放射性职业病患者到职业病（放

射性)诊断机构进行诊断。在疑似职业病患者诊断或者医学观察期间,是否解除或者终止与其订立的劳动合同。医疗机构是否承担疑似职业病患者在诊断、医学观察期间的费用。

(七)放射性职业病患者进行治疗、康复、定期检查情况

检查放射性职业病患者是否受到治疗、康复和定期检查的情况。

(八)医疗机构告知职业病危害情况

检查放射诊疗工作人员上岗前,医疗机构是否将工作过程中可能产生的放射性职业病危害及其后果、放射防护措施和待遇等如实告知本人,并在劳动合同中写明。

(九)职业(放射性)健康检查结果告知情况

检查医疗机构是否将检查结果书面告知本人。

二、放射工作人员放射防护培训情况

检查医疗机构放射工作人员是否接受法律、法规和放射卫生防护知识教育培训情况。

检查新上岗放射工作人员是否进行上岗前培训,是否考核合格;在岗期间放射工作人员是否进行了培训,两次培训时间间隔是否超过 2 年。

三、放射工作人员个人剂量监测情况

检查放射工作人员是否正确佩戴个人剂量计;医疗机构是否按照规定保证放射工作人员佩戴个人剂量计并按照规定进行个人剂量监测。

医疗机构必须按照规定安排放射工作人员进行个人剂量监测。放射诊疗工作人员必须按照规定正确佩戴个人剂量计(佩戴方法、佩戴周期)。进入放射治疗等强辐射工作场所时,除佩戴常规个人剂量计外,还应当携带报警式剂量计。

四、放射工作人员档案管理

检查医疗机构建立放射工作人员职业健康监护档案、个人剂量监测档案、放射防护培训档案情况。

(一)检查是否建立并按照规定的期限妥善保存培训档案,培训档案是否包括:每次培训的课程名称、培训时间、考试或考核成绩等资料。

(二)检查是否建立并终生保存个人剂量监测档案,个人剂量监测档案是否包括:监测结果;应急或者事故中受到照射的剂量和调查报告等相关资料。

(三)检查是否建立健全并终生保存职业健康监护档案,职业健康监护档案是否包括以下内容:①职业史、既往病史、职业照射接触史、应急照射、事故

照射史；②历次职业健康检查结果及评价处理意见；③职业性放射性疾病诊断与诊断鉴定、治疗、医学随访观察等健康资料；④怀孕声明；⑤工伤鉴定意见或结论。

（四）医疗机构是否有拒绝放射工作人员查阅、复印其本人的职业健康监护档案、个人剂量监测档案情况。

五、放射工作人员资质

查阅放射诊疗工作人员专业技术职务任职资格证书、医师执业证书、学历证明等相关资料，核查不同诊疗科目放射诊疗工作人员配备情况。

医疗机构开展不同类别放射诊疗工作，应当分别具有下列人员：

（一）开展放射治疗工作的，应当具有：

1. 中级以上专业技术职务任职资格的放射肿瘤医师。

2. 病理学、医学影像学专业技术人员。

3. 大学本科以上学历或中级以上专业技术职务任职资格的医学物理人员。

4. 放射治疗技师和维修人员。

（二）开展核医学工作的，应当具有：

1. 中级以上专业技术职务任职资格的核医学医师。

2. 病理学、医学影像学专业技术人员。

3. 大学本科以上学历或中级以上专业技术职务任职资格的技术人员或核医学技师。

（三）开展介入放射学工作的，应当具有：

1. 大学本科以上学历或中级以上专业技术职务任职资格的放射影像医师。

2. 放射影像技师。

3. 相关内、外科的专业技术人员。

（四）开展X射线影像诊断工作的，应当具有专业的放射影像医师。

第三节　违法行为的行政处罚

一、对放射工作人员未按规定组织进行职业健康检查

医疗机构没有按照有关规定和标准，对放射工作人员进行职业健康体检的行为，违反了《中华人民共和国职业病防治法》第三十五条第一款，依据《中华人民共和国职业病防治法》第八十七条、第七十一条第四项进行处罚。

二、安排未经职业健康检查或存在职业禁忌的放射工作人员从事放射诊疗工作

放射工作单位安排未经职业健康检查的放射工作人员、有职业禁忌的从事放射工作的行为，违反了《中华人民共和国职业病防治法》第三十五条第二款，依据《中华人民共和国职业病防治法》第八十七条、第七十五条第七项进行处罚。

三、医疗机构未按照规定为放射工作人员建立并终身保存职业健康监护档案

违反了《中华人民共和国职业病防治法》第三十六条第一款，依据《中华人民共和国职业病防治法》第八十七条、第七十一条第四项进行处罚。

四、放射工作人员离开医疗机构时，有权索取本人职业健康监护档案复印件，医疗机构未能如实、无偿提供，并在所提供的复印件上签章

放射工作人员离开医疗机构时，有权索取本人职业健康监护档案复印件，医疗机构未能如实、无偿提供，并在所提供的复印件上签章的行为，违反了《中华人民共和国职业病防治法》第三十六条第三款，依据《中华人民共和国职业病防治法》第八十七条、第七十一条第五项进行处罚。

五、医疗机构未保证放射工作人员佩戴个人剂量计

医疗机构未给放射工作人员配备个人剂量计，未保证放射工作人员佩戴个人剂量计的行为，违反了《中华人民共和国职业病防治法》第二十五条第二款，依据《中华人民共和国职业病防治法》第八十七条、第七十五条第三项进行处罚。

六、放射工作人员未按规定佩戴个人剂量计

放射工作人员进入放射工作场所未正确佩戴个人剂量计的行为，违反了《放射诊疗管理规定》第二十二条，依据《放射诊疗管理规定》第四十一条第七项进行处罚。

七、医疗机构未按照规定对放射工作人员建立个人剂量档案

医疗机构未按照规定对放射诊疗人员建立个人剂量档案的行为，违反了《放射诊疗管理规定》第二十三条，依据《放射诊疗管理规定》第四十一条第四项进行处罚。

八、医疗机构未对放射工作人员进行上岗前和在岗期间的定期放射防护和有关法律知识培训

医疗机构未对放射工作人员进行上岗前和在岗期间的定期放射防护和有关法律知识培训的行为,违反了《中华人民共和国职业病防治法》第三十四条第二款,依据《中华人民共和国职业病防治法》第八十七条、第七十条第四项进行处罚。

九、医疗机构未建立教育培训档案

医疗机构未为放射工作人员建立并按照规定的期限妥善保存培训档案的行为,违反了《放射诊疗管理规定》第二十三条,依据《放射诊疗管理规定》第四十一条第七项进行处罚。

十、未安排本单位放射性职业病患者进行治疗、康复、定期检查的及未安排疑似职业病患者进行诊治

发现医疗机构未安排本单位放射性职业病患者进行治疗、康复、定期检查的及未安排疑似职业病患者进行诊治的行为,违反了《中华人民共和国职业病防治法》第五十六条第二款,依据《中华人民共和国职业病防治法》第八十七条、第七十二条第六项进行行政处罚。

十一、订立劳动合同时,医疗机构未告知职业病危害的真实情况

发现订立劳动合同时,医疗机构未告知职业病危害的真实情况的行为,违反了《中华人民共和国职业病防治法》第三十三条,依据《中华人民共和国职业病防治法》第八十七条、第七十一条第三项进行处罚。

十二、未将职业健康检查结果书面告知放射工作人员

医疗机构未将职业健康检查结果书面告知放射工作人员的行为,违反了《中华人民共和国职业病防治法》第三十五条第一款,按照《中华人民共和国职业病防治法》第八十七条、第七十一条第四项进行处罚。

十三、医疗机构开展不同类别放射诊疗工作,不具备相应资质的人员从事放射诊疗工作

医疗机构开展放射治疗、核医学、介入放射学、放射诊断等不同类别放射诊疗工作,不具备相应资质的人员从事放射诊疗工作的行为,违反了《放射诊疗管理规定》第七条,依据《放射诊疗管理规定》第三十九条进行处罚。

第七章

放射卫生技术服务机构监督

放射卫生技术服务机构是指为医疗机构提供放射诊疗建设项目职业病危害放射防护评价、放射卫生防护检测，提供放射防护器材和含放射性产品检测以及放射工作人员个人剂量监测等技术服务的机构。对放射卫生技术服务机构监督的目的是为了加强对服务机构的管理，规范技术服务行为，保证出具的检测评价报告客观、真实，服务过程"公开、公正、公平"。

开展放射卫生技术服务的机构，应当按照《中华人民共和国职业病防治法》、《放射卫生技术服务机构管理办法》和国家相关标准的要求，依法独立开展技术服务工作，对出具的检测和评价报告真实性、合法性负责。放射卫生技术服务机构监管的主要依据包括：

1.《中华人民共和国职业病防治法》(国家主席令第 81 号)；

2.《放射性同位素与射线装置安全和防护条例》(国务院令第 449 号)；

3.《国务院关于取消和调整一批行政审批项目等事项的决定》(国发〔2015〕11 号)；

4.《关于职业卫生监管部门职责分工的通知》(中央编办发〔2010〕104 号)；

5.《放射诊疗管理规定》(卫生部令第 46 号)；

6.《放射卫生技术服务机构管理办法》(卫监督发〔2012〕25 号)；

7.《国家卫生计生委办公厅关于贯彻落实〈职业病防治法〉做好医疗机构放射性职业病危害监督管理工作的通知》(国卫办监督发〔2016〕38 号)。

加强对放射卫生技术服务机构的监管，是各级卫生行政部门主要工作之一，其性质属于行政执法范畴。卫生行政部门对服务机构的管理，主要是技术准入管理和对取得服务资质的机构实施日常监管两部分。

第一节　放射卫生技术服务机构资质认证

放射卫生技术服务机构的资质分为放射诊疗建设项目职业病危害放射防护评价资质、放射卫生防护检测资质(放射防护、设备性能)、放射防护器材和含放射性产品检测资质以及个人剂量监测资质。从事放射卫生技术服务的机构,必须取得省级以上卫生行政部门颁发的《放射卫生技术服务机构资质证书》。

一、技术服务机构应具备的条件

（一）基本条件

1. 具有法人资格或法人授权资格。

2. 有固定的办公场所和从事相应放射卫生技术服务的工作场所及条件。

3. 能独立开展相应的技术服务工作。

4. 岗位设置合理,职责明确。

5. 有完善的质量管理体系。

（二）人员条件

1. 有与其申请技术服务项目相适应的管理、技术和质量控制人员。

2. 专业技术人员应当掌握相关法律、法规、标准和本单位质量管理体系文件。

3. 技术负责人应当掌握本专业业务,技术人员的专业与申请的技术服务项目相一致。

4. 按不同服务类别,配备能满足工作要求的技术人员。

（三）仪器设备条件

放射卫生技术服务机构配备的检测仪器应能满足其开展服务项目的需要。

（四）实验室要求

1. 检测实验室具有良好的内务管理,整洁有序。

2. 有质量管理体系文件,并严格按照文件开展质量控制工作。

3. 放射性物质检测场所,应当符合放射卫生有关法规、规章和标准的要求,有参与实验室间检测能力验证(比对)活动的记录。

4. 检测方法采用国家、行业或地方规定的方法或标准,应有检测方法细则、仪器操作规程、样品处理程序和数据处理规则等文件。

5. 为检验样品建立唯一识别系统和状态标识。

6. 放射性样品应当与其他样品分开存放,专人保管。

7. 原始记录和检测报告应当包含有足够的信息,并且按照有关规定书写、更改、审核、签章、分发和保存。

二、资质申请需提交的资料

提交的资料包括：申请表、法人资格证明材料、申请单位简介、质量管理手册和程序文件目录、专业技术人员一览表、技术人员的职称证书和培训考核证明、检测仪器设备清单、工作场所使用证明（产权证明或租赁合同）、实验室计量认证合格证书及批准的具体检测项目等。

三、资料受理、现场评审和审批

（一）申请资料的受理
1. 行政部门在收到申请资料之日起，5 日内作出是否受理的决定。
2. 符合受理要求的，应出具"行政许可申请受理通知书"。
3. 不符合受理要求的，应出具"行政许可申请不予受理决定书"。
4. 申请材料不齐全或不符合法定形式的，应出具"申请材料补正通知书"，一次性告知申请单位需要补正的全部内容。
（二）现场评审
申请资料受理申请后，卫生行政部门按照相关规定从放射卫生技术评审专家库中抽取专家，组成专家组进行现场评审。技术评审专家的专业应当能够满足技术评审的需要。在评审开始前，由卫生行政部门指定 1 名技术评审专家组成员担任组长，负责主持技术评审工作，对技术评审工作负总责。
（三）现场技术评审的主要内容
1. 组织机构和办公场所 包括法人资格、管理制度、质控资料、工作流程等。
2. 技术人员 包括技术人员数量、职称和资质证书、在职证明（离退休证明文件、聘用合同及社保基金缴纳情况）、培训证明等。
3. 仪器设备 包括仪器设备数量、种类、购买凭证、计量检定证书、使用和维修记录等。
4. 实验室管理 包括实验室制度、仪器设备的存放、操作规程等。
5. 检测工作 包括原始记录、数据处理、结果判定、标准引用和报告发放等。
6. 检测评价能力考核
（1）理论考试：时间 120 分钟，要求不少于 80% 的技术人员参加，成绩全部合格。
（2）检测能力：根据所申请的资质范围，由专家组集体讨论，做出现场实际操作考核内容。一般应按照申请服务的类别（X 射线影像诊断、介入放射学、核医学、放射治疗、放射防护器材和含放射性产品检测资质），每类选取

1~2台放射诊疗设备、选取有代表性的指标进行考核。被考核单位应在规定的时间内完成检测,出具检测报告。

（3）盲样考核:申请个人剂量监测资质的,应进行盲样考核,组织考核的机构应提前准备好考核盲样。考核结果判定的原则是:对于已知能量和射线种类的照射,测量结果误差应不超过 ±10%,对于未知能量和射线种类的照射,测量结果误差应不超过 ±30%。

（4）评价能力:对申请单位提交的模拟预评价报告书和控制效果评价报告书进行审核,分析其评价报告书写的规范性和内容的完整性,也可根据考核组意见,就评价报告中某一单元进行评价,如对辐射源项的评价、对核医学布局的评价或加速器机房屏蔽厚度计算、放射防护措施的评价等。

（四）现场评审结果的综合判定

按照《放射卫生技术服务机构管理办法》的规定进行判断。

（五）现场评审结论

包括建议通过、建议整改后通过、建议整改后现场复核和建议不通过4种。

（六）技术服务机构资质的审批

卫生行政部门应当自收到技术评审专家组评审报告之日起20日内,作出是否批准的决定。符合条件的,应当作出准予行政许可的书面决定;不符合条件的,应当作出不予行政许可的书面决定,并说明理由。

四、资质证书的管理

（一）变更

放射卫生技术服务机构名称、地址或法定代表人（负责人）发生改变的,应向原发证机关提出变更申请。

（二）延续

放射卫生技术服务机构资质证书有效期届满30日前的3个月内向原发证机关提出延续申请。

（三）补发

遗失放射卫生技术服务机构资质证书的,应当向原发证机关提出补发申请。

第二节　放射卫生技术服务机构监督

一、机构资质与组织机构

（一）资质证书

证书是否在有效期范围内,有无超范围开展服务工作,有无出租、出借、转让资质证书的行为。

（二）机构信息

机构名称、地址、法定代表人等有无变化，变化后是否及时向卫生行政部门申请办理变更手续。

（三）工作场所

办公和工作场所有无变化，变化后是否仍适应开展相应的工作。

（四）质量保证体系

质量保证体系包括质量手册、程序性文件、作业指导书和各种原始记录表格。质量手册是质量管理体系的主要文件，包括质量方针、质量目标、质量标准等；手册应明确各岗位的职责以及人员考核、内务管理、质量控制和数据溯源等基本准则。程序性文件是质量管理体系的重要组成部分，它可以保证技术服务各个环节都处于受控状态。作业指导书主要包括各种仪器的操作规程和使用方法。

（五）能力考核

是否严格按照国家法律、法规、规章、标准和规范性文件开展相应的技术服务工作，是否按照要求定期参加国家实验室检测数据验证（比对）。

二、技术人员情况

对技术人员配备情况的监督，需要了解人员数量、资质有无变化，变化后的人员结构是否符合相应资质的要求。专业技术人员应当掌握本专业业务，人员的专业与申请的技术服务项目相一致，一般认为，放射医学、核物理、预防医学、卫生工程等专业属于放射卫生相关专业，但考虑到我国的实际情况，各机构中有大量非上述专业的技术人员，这就要求服务机构提供此类人员从事放射卫生技术研究的论文或著作等材料；专业技术人员应经正规系统培训并考核合格。关于人员培训问题，有能力的技术服务机构可以自行组织，也可委托相关机构进行培训，具体要求按照各省规定执行。

在对技术人员的检查中，尤其要重视对技术负责人的检查。技术负责人是本单位正式职工是开展技术服务的前置条件，检查时可以通过以下方法进行判断：一是通过工资发放记录判断，一般情况下，技术负责人的工资应高于普通工作人员，对于没有工资发放记录或工资水平明显低于其他人员的技术负责人，一般都不是本单位正式职工；二是通过劳动合同进行判定，按照《中华人民共和国劳动法》第十六条的规定，用人单位与劳动者建立劳动关系的，应当订立劳动合同。因此可以通过查询劳动合同，了解技术人员和服务机构的关系；三是通过考勤记录进行判定，目前许多单位采用指纹打卡、刷脸等进行考勤，检查时可以调阅考勤记录，了解技术负责人的出勤情况，从而间接了解技术负责人是否是本单位正式职工；四是通过社保基金缴纳情况进行判断，劳动者与用人单位建立劳动关系的，应依法缴纳相关基金，对于既不是退休人员，又无社保基金缴纳记录的技术负责人，一般也不是本单位正式职工。

三、仪器设备状况

检查仪器的种类、数量、性能等能否满足工作要求。一是可以通过抽查检测报告的方式，核实使用的仪器是否在单位固定资产账目上；二是通过查阅仪器计量检定证书，核对送检单位名称与资质证书中单位是否一致。对属于本单位的检测仪器，需要检查计量检定证书是否在有效期内，证书中标注的名称、型号 / 规格、出厂编号等是否与被检查的仪器相符。根据《实验室资质认定评审准则》，经过检定的仪器，都应粘贴运行状态标识，仪器运行状态标识通常分为 3 种：绿色表示检定合格，可以正常使用；黄色表示某些功能已丧失，但检测工作所用功能正常，准许在限定范围内使用；红色表示检定不合格，应为停用。另外，还应检查仪器的存放条件是否符合要求，仪器领取、归还和维修记录是否完整，是否有专人管理等。

四、放射卫生检测工作

对放射卫生检测工作的检查包括对检测报告的检查和检测报告对应的原始记录的检查。

检测报告包括表头、正文和评价 3 部分。表头部分主要记录被检测单位名称、被检测诊疗场所、设备名称、检测仪器、辅助设备和检测条件；正文部分主要记载各项指标的测量结果；评价部分主要依据国家标准对检测结果的评价。对检测报告检查的重点是检测条件和检测仪器是否符合要求，检测指标是否齐全，评价结论是否正确。

原始记录是判断检测报告科学性、准确性的主要依据，也是检测结果可溯源的重要指标，表格中应详细记录被检测医院的名称、地址、联系人、联系方式，检测依据和条件、样品的唯一编号，被检测场所和设备的名称、设备的编号、型号和数量，使用的检测仪器名称和检定日期、检测布点图，检测结果和数据处理，检测人、校核人、医院陪同人和检测日期等。检查时要重点查看检测记录是否完整，检测数据是否全面，检测布点是否具有代表性，是否对门、窗、锁孔、管线洞口等防护薄弱环节进行了测量。

五、放射诊疗建设项目评价情况

（一）评价报告书常见的问题

1. 评价范围不全　缺少辐射源所在场所楼上、楼下等区域，与项目相关的配套工程未进行评价,如对放射治疗项目评价时,未提及模拟定位机房,对放射性同位素治疗项目评价时,缺少对衰变池的评价内容。

2. 项目的利旧问题　在评价的建设项目中,大多数医院是在原有基础上添置部分诊疗设备的改扩建项目,项目所在单位的放射防护管理机构、管理制度和诊疗人员等大都存在利旧问题,但许多报告仍然使用"医院应成立放射防护管理机构,建立放射防护管理制度……"或者"医院应配备专(兼)职放射防护管理人员……"等用于新建医院的评价术语。

3. 评价依据引用不当　一是层次不清,没有按法律、法规、规章、标准和参考资料等顺序排列。引用的法律法规没有开始实施的日期;二是引用不当,评价内容中使用的标准未全部列出,列出的电器标准、环保标准、工业标准等又在报告中未使用。

4. 项目概况分析不准确　一是照搬书本和参考资料,描述的内容与实际脱节,无关内容多。二是平面布局图不规范,缺少医院总平面布局图,建设项目所在的区域布局图,有的虽然有平面布局图,但没有剖面图,看不出机房与楼上、楼下的关系;平面布局图不标尺寸、不按比例绘制,或者照搬工程设计部门的图纸。三是对放射诊疗人员资质评价时,未按《放射诊疗管理规定》中"不同诊疗类别应分别配备不同资质的人员"进行评价。

5. 辐射源项方面的问题　一是源项分析不全,如对加速器机房评价时,未列出射线种类、能量、照射野,最大剂量率以及泄漏辐射水平等;二是辐射源的时空分布介绍不清楚,在核医学场所的评价中,未按不同功能分区和诊疗流程分别列出存在的射线种类、强度、可能污染途径和受影响的人员等。

6. 防护措施方面的问题　一是分区布局不合理,尤其是核医学项目,高、低活区倒置,人流、物流、气流交叉。二是屏蔽厚度过于保守。虽然在报告中提出"周围剂量当量率不大于2.5μSv/h",但在计算时,额外增加2~3倍的安全系数,导致屏蔽墙过厚,不符合"最优化"的原则。三是防护用品配备方面的问题,没有按照放射诊疗特点,提出简洁、方便、适用的防护用品配备方案。四是通风评价过于简单,只有换气次数,缺少气流方向和排风口的位置。在核医学建设项目评价中,气流方向没有按照从"清洁区→低活区→高活区"的流程布局,加速器机房的排风口没有按照"下排上送"的要求布局。

7. 职业卫生管理和应急救援方面的问题　一是放射防护管理机构组成部门的职责不清,未对个人剂量监测机构的资质提出要求;二是列出的管理制度千篇一律,没有针对性;三是应急方案过于笼统,仅列出与应急有关的组织机构,缺少应急准备、应急响应和应急演练等方面的内容。

8. 结论和建议的问题　一是"结论"未按报告中各评价单元进行系统梳理,得出客观完整的结论,甚至故意隐瞒不合格的内容;二是前后不一,比如正文中发现放射工作人员体检、培训或个人剂量监测不符合规定,但在仍作出"放射工作人员职业健康监护符合要求"的结论;三是建议没有针对性,泛泛而谈,操作性差,无指导意义。

（二）监督检查的主要内容

1. 评价机构的资质 核对已批准的技术服务项目是否与实际开展的项目一致,是否存在超出资质认定范围开展放射卫生技术服务的行为。

2. 评价报告的格式是否规范 按照《放射诊疗建设项目卫生审查管理规定》的要求,对于职业病危害严重类的项目应编制评价报告书,危害一般类的项目应编制评价报告表。

危害严重的项目包括:立体定向放射治疗项目（γ刀、X刀等）,医用加速器,^{60}Co治疗机,后装治疗机,中子治疗项目;正电子发射计算机断层显像项目（PET）、单光子发射计算机断层显像项目（SPECT）;使用放射性药物进行治疗的核医学项目。

危害一般的项目包括:除危害严重类以外其他放射诊疗建设项目都属危害一般的放射诊疗建设项目,如介入诊疗和X线影像诊断项目等。

3. 是否按照规定组织专家评审 包括评审流程和评审组人数、专家的专业构成等。

第三节 违法行为的行政处罚

一、常见的几种违法行为

（一）以虚假、欺骗等手段获取资质证书

在技术服务机构资质认证时,个别机构存在借人、租设备或伪造聘用合同等虚假手段,骗取资质证书。

（二）未取得资质开展放射卫生技术服务或超出资质范围开展放射卫生技术服务工作

技术服务机构是否存在上述行为,一是要查阅卫生行政部门颁发的《放射卫生技术服务机构资质证书》（副本）中批准的范围,二是要查阅质量技术监督部门颁发的《检验检测机构资质认定证书》（附表）中已通过的项目。

（三）出具虚假报告

技术服务机构的检测评价报告存在以下问题的,可以认定为虚假报告:

1. 检测方法错误,不按规定的程序和方法进行检测的;

2. 检测数据被篡改,尤其是检测结果超标时,机构擅自将不合格数据改为合格数据;

3. 捏造数据,一是根本未到现场,直接捏造数据;二是虽然到过现场,也检测了一些数据,但在编写报告时发现数据不全,就根据以往经验或已测量的数据,擅自编造部分数据;

二、行政处罚

放射卫生技术服务机构存在以下违法行为的,应按照《中华人民共和国职业病防治法》第七十九条、第八十条进行相应的处罚。

1. 未取得资质从事放射卫生技术服务工作的,由卫生行政部门责令立即停止违法行为,没收违法所得;违法所得五千元以上的,并处二倍以上十倍以下的罚款;没有违法所得或违法所得不足五千元的,并处五千元以上五万元以下的罚款。

2. 超出资质范围从事放射卫生技术服务工作的、不按照本法规定履行法定职责的或出具虚假证明文件的,由卫生行政部门责令立即停止违法行为,给予警告、没收违法所得;违法所得五千元以上的,并处二倍以上五倍以下的罚款;没有违法所得或违法所得不足五千元的,并处五千元以上二万元以下的罚款。

第八章

放射卫生监督辐射检测概述

第一节　辐射测量基础

电离辐射是一切能引起物质电离的辐射总称，其种类很多，高速带电粒子有 α 粒子、β 粒子、质子，不带电粒子有中子、X 射线及 γ 射线。一般而言，电离辐射有一定的穿透能力，能够在人体组织内释放能量，产生辐射生物效应——导致细胞损伤或死亡，进而损害人体健康。实践证明，辐射危害的发生与辐射的能量、辐射的种类、强度及受照射部位、受照面积等诸多因素有关。准确识别和把握辐射场及其物理学特征，尤为重要。

放射卫生监督工作中涉及的辐射检测主要有两大类：一类是放射工作场所的辐射水平检测，也就是工作场所辐射防护检测（医疗卫生行业常称"辐射防护"为"放射防护"，本篇以下统称"辐射防护"为"放射防护"）；另一类是放射诊疗设备质量控制检测（包括验收检测、性能检测和稳定性检测）。放射工作场所放射防护检测是指利用固定式或移动辐射检测设备对工作场所中的外照射辐射剂量水平、空气污染、地面和设备污染所进行的检测。常见的辐射源项是 X 射线、γ 射线、中子、放射性 α/β 表面污染等。工作场所放射防护检测的目的是保证工作场所的辐射水平及放射性污染水平低于预期的要求，以确保工作人员所处的工作环境是满足放射防护要求的；同时，能够及时发现偏离上述要求的情况，以便采取防护措施，及时发现或防止超剂量照射事件的发生。卫生监督人员的现场快速检测，一般是指简单的辐射场识别、辐射场性质判定及定性的放射防护检测。

一、电离辐射常用术语

1.（辐射）源　可以通过发射电离辐射或释放放射性物质而引起辐射照射的一切物质或实体。位于同一场所或厂址的复杂设施或多个装置均可视为一个单一的源,如核电厂是核动力发电实践中的源。

2. 照射 放射源或其他辐射源(如 X 射线装置)发出电离辐射而使人或物受到照射的行为、过程或状态。

3. 放射性 某些核素自发地放出粒子或 γ 射线,或在发生轨道电子俘获之后放出 X 射线,或发生自发裂变的性质。

4. 感生放射性 由辐照产生的放射性。通常指加速器、放射性物质放出的中子、质子、γ 射线等电离辐射照射物质时,产生次级辐射或物质被活化放出射线的性质。

5. 核素 具有特定原子序数(质子数或核电荷数)、质量数与核能态并且其平均寿命长到足以被观察到(一般长于 10^{-10} 秒)的一类原子。

6. 同位素、放射性同位素 如果两个核素质子数目相同但中子数目不同,即具有相同的原子序数、在元素周期表中同一位置但质量数不同的核素,称为同位素。某种发生放射性衰变的元素中具有相同原子序数但质量不同的核素称为放射性同位素。

7. 放射性衰变 不稳定核素的核自发地发生衰变放射出某一种粒子(如 α、β–、β+ 或 γ 射线)的现象称为放射性衰变,又称核衰变。其衰变类型依据所放射出的射线不同而分为 α 衰变、β– 衰变、β+ 衰变等。

8. 韧致辐射 带电粒子,尤其是高速电子在通过核或其他带电粒子的电场而被减速或加速时所伴生的电磁辐射,该辐射具有从零到电子动能之间的连续能谱。

9. 密封源、非密封源 密封在包壳里的或紧密地固结在覆盖层里并呈固体形态的放射性物质。密封源的包壳或覆盖层具有足够的强度,使源在设计的使用条件和磨损条件下,以及在预计的事件条件下,均能保持密封性能,不会有放射性物质泄漏出来。

不满足密封源定义中所列条件的放射源都是非密封源。

10. 射线装置 指 X 射线机、加速器、中子发生器以及含放射源的装置。

11. 放射性废物 指含有放射性核素或被放射性核素污染,其浓度或比活度大于国家规定的清洁解控水平,预期不再使用的废弃物。

12. 职业照射 职业照射是指除了国家法规、标准所排除的照射以及按规定予以豁免的实践或源产生的照射以外,工作人员在其工作过程中所受到的所有辐射照射。

13. 医疗照射 医疗照射是指在医学检查和治疗过程中受检者、患者及其家属、陪护人员以及生物医学研究中的志愿者受到电离辐射的内、外照射。

14. 公众照射 公众成员所受的辐射源的照射。包括获准的源和实践所产生的照射和在干预情况下受到的照射,但不包括职业照射、医疗照射和当地正常天然本底辐射的照射。

15. 外照射　来自体外辐射源对人体的照射。

16. 内照射　进入体内(通过吸入、食入、皮肤黏膜或伤口)的放射性核素作为辐射源对人体的照射。

17. 应急照射　在事故情况下,为抢救生命、防止伤害或制止事故规模扩大而采取的紧急行动中,工作人员自愿接受的照射。

18. 初级辐射　在所考虑的情况下,最初发生的辐射,即由辐射源(或射线装置)发射的直接射向屏蔽物的辐射。

19. 次级辐射　某种被视为"初级"的辐射与物质相互作用产生的辐射(粒子或光子)。

20. 泄漏辐射　来自辐射源并经屏蔽介质而逸出的无用辐射。

21. 散射辐射　在通过物质的过程中发生方向偏离或(和)能量降低的辐射。

22. 杂散辐射　泄漏辐射和散射辐射的总称。

23. 天空反射　被产生辐射的装置(源)上方的大气层反射回地面的辐射。

24. 屏蔽　用衰减辐射的材料来降低某一区域的辐射水平。此用途材料为屏蔽材料。

25. 剂量限值　受控实践使个人所受到的有效剂量或剂量当量不得超过的值。是不可接受的剂量范围的下限值,不是允许接受的剂量范围的上限值,是辐射防护体系的一部分,是国家在参照国际标准的基础上自行确定的数值。

26. 推定(导出)限值　为辐射防护实际工作的需要,根据适应于某种情况的一定模式,由基本限值推导出的限值。如工作场所的周围剂量当量率、空气污染、表面污染和环境污染限值等。

27. 管理目标值　由主管当局或用人单位所制定的控制值。通常低于剂量限值或推定(导出)限值。

28. 干预水平　针对应急照射情况或持续照射情况所制定的可防止的剂量水平,当达到这种水平时应考虑采取相应的防护行动或补救行动。

29. 行动水平　在持续照射或应急照射情况下,应考虑采取补救行动或防护行动的剂量率水平或活度浓度水平。

30. 剂量约束　对辐射源可能造成的个人剂量预先确定的一种限制,它是源相关的,被用作对所考虑的源进行防护和安全最优化时的约束条件。对于职业照射,剂量约束是一种与源相关的个人剂量值,用于限制最优化过程所考虑的选择范围。对于公众照射,剂量约束是公众成员从一个受控源的计划运行中接受的年剂量的上界。剂量约束所指的照射是任何关键人群组在受控源的预期运行中、经所有照射途径所接受的剂量之和。对每个源的剂量约束应保证关键人群组所受的来自所有受控源剂量之和保持在剂量限值内。对于医疗照射,除医学研究受照人员或照顾受照患者的人员(工作人员除外)的防护最优化以外,剂量约束值应视为指导水平。

31. 纵深防御 针对给定的安全目标运用多种防护措施,使得即使其中一种防护措施失效,仍能达到该安全目标。

32. 联锁装置 用于辐射装置的安全控制设施,其中的组件的相互关联的每个组件都必须满足预先规定的状态和条件,否则可阻止辐射装置投入使用,或使已使用的辐射装置立即关停。

33. 控制区 在辐射工作场所划分的一种区域,在这种区域内需要或可能需要采取特殊的防护手段或安全措施,以便在正常工作条件下控制正常照射或阻值污染蔓延,以及防止潜在照射或限制其程度。

34. 监督区 未被确定为控制区,通常不需要采取专门防护手段和安全措施,但要不断检查其职业照射条件的任何区域。

35. 豁免 实践和实践中的源经确认符合规定的豁免要求或水平并经监管部门同意后,不采取许可、注册的方式进行管理。

二、电离辐射常用量与单位

(一)放射性活度

1. 放射性活度 A 在给定时刻处于给定能态的一定量的某种放射性核素的活度 A 定义为:

$$A = \frac{dN}{dt} \qquad (式8-1)$$

式中,dN 是指在时间间隔 dt 内该核素从该能态发生自发核跃迁数目的期望值。

活度的 SI 单位是每秒(s^{-1}),称为贝可[勒尔](Bq)。

放射性活度原专用单位是居里(Ci),它表示放射性核素在 1 秒内发生 3.7×10^{10} 次核衰变,即 $1Ci=3.7 \times 10^{10}s^{-1}$(Bq)。

2. 比活度(质量活度)α_m 一定量物质中放射性核素的活度 A 除以该物质的质量 m 所得的商,即:

$$\alpha_m = \frac{A}{m} \qquad (式8-2)$$

比活度(质量活度)的单位是 $Bq \cdot g^{-1}$。

3. 活度浓度 α_V　一定量物质中某一特定放射性核素的活度 A 除以体积 V 所得的商，即：

$$\alpha_V = \frac{A}{V} \qquad\qquad （式 8-3）$$

4. 表面活度浓度 α_F　某一表面上某一特定放射性核素的表面活度浓度 α_F（也称之为面积活度浓度）是在表面积 F 上该放射性核素的活度 A 除以该面积所得的商，即：

$$\alpha_F = \frac{A}{F} \qquad\qquad （式 8-4）$$

表面活度浓度的单位 α_F 为 $Bq \cdot cm^{-2}$。

（二）剂量学量

1. 比释动能 K　比释动能定义为：

$$K = \frac{dE_{tr}}{dm} \qquad\qquad （式 8-5）$$

式中，dE_{tr} 为不带电电离粒子在质量为 dm 的某一物质内释放出的全部带电电离粒子的初始动能的总和。

比释动能的 SI 单位是焦耳每千克（$J \cdot kg^{-1}$），称为戈[瑞]（Gy）。

2. 吸收剂量 D　吸收剂量是一个基本的剂量学量，定义为：

$$D = \frac{d\varepsilon}{dm} \qquad\qquad （式 8-6）$$

式中，$d\varepsilon$ 为电离辐射授予某一体积元中物质的平均能量；dm 为在这个体积元中的物质的质量。

能量可以对任何确定的体积加以平均，平均能量等于授予该体积的总能量除以该体积的质量而得的商。

吸收剂量的 SI 单位是焦耳每千克（$J \cdot kg^{-1}$），称为戈[瑞]（Gy）。

（三）辐射防护量

1. 当量剂量 $H_{T,R}$　当量剂量定义为：

$$H_T = \sum w_R \cdot D_{T,R} \qquad\qquad （式 8-7）$$

式中，$D_{T,R}$ 为辐射 R 在组织或器官 T 内产生的平均吸收剂量；w_R 为辐射 R 的辐射权重因数。

当辐射场是由具有不同值的不同种类的辐射所组成时，当量剂量为：

$$H_T = \sum_R w_R \left| D_{T,R} \right. \qquad\qquad （式 8-8）$$

当量剂量的 SI 单位是 $J \cdot kg^{-1}$，称为希[沃特]（Sv）。

2. 辐射权重因数 w_R　为辐射防护的目的，对吸收剂量乘以的因数，用以考虑不同类型辐射的相对危害效应(包括对健康的危害效应)。

表 8-1 列出的辐射权重因数引自 GB 18871—2002《电离辐射防护与辐射源安全基本标准》。

表 8-1　辐射权重因数

辐射的类型及能量范围	辐射权重因数 w_R
光子,所有能量	1
电子及介子,所有能量 [a]	1
中子,能量< 10keV	5
10keV ~ 100keV	10
> 100keV ~ 2MeV	20
> 2MeV ~ 20MeV	10
> 20MeV	5
质子(不包括反冲质子),能量> 2MeV	5
α粒子、裂变碎片、重核	20

[a] 不包括由原子核向 DNA 发射的俄歇电子,此种情况下需进行专门的微剂量测定考虑

ICRP2007 年的建议书对上述辐射权重因数作了一些修改,其新的建议值列于表 8-2。

表 8-2　ICRP 2007 年建议书中的辐射权重因数

辐射种类	辐射权重因数 w_R
光子	1
电子和 μ 介子	1
质子和带电 π 介子	2
α粒子、裂变碎片、重离子	20
中子	作为中子能量函数的连续曲线

3. 有效剂量 E　人体各组织或器官的当量剂量乘以相应的组织权重因数后的和,即:

$$E = \sum_T w_T \left| H_T \right. \qquad \text{(式 8-9)}$$

式中, H_T 为组织或器官 T 所受的当量剂量; w_T 为组织或器官 T 的组织权

重因素。

由当量剂量的定义可以得到：

$$E = \sum_T w_T \left| \sum_R w_R \right| D_{T,R} \qquad （式8-10）$$

式中，w_T 为辐射 R 的辐射权重因数；$D_{T,R}$ 为组织或器官 T 内的平均吸收剂量。

有效剂量的 SI 单位是 $J \cdot kg^{-1}$，称为希[沃特]（Sv）。

4. 组织权重因数　为辐射防护目的，组织或器官的当量剂量乘以的因数是为了考虑不同器官或组织对发生辐射随机性效应的不同敏感性。

表 8-3 列出的组织权重因数值引自 GB 18871—2002《电离辐射防护与辐射源安全基本标准》。

表8-3　组织权重因数

组织或器官	组织权重因数 w_T	组织或器官	组织权重因数 w_T
性腺	0.20	肝	0.05
（红）骨髓	0.12	食道	0.05
结肠 [a]	0.12	甲状腺	0.05
肺	0.12	皮肤	0.01
胃	0.12	骨表面	0.01
膀胱	0.05	其余组织或器官 [b]	0.05
乳腺	0.05		

[a] 结肠的权重因数适用于在大肠上部和下部肠壁中当量剂量的质量平均

[b] 为进行计算用，表中其余组织或器官包括肾上腺、脑、外胸区域、小肠、肾、肌肉、胰、脾、胸腺和子宫。在上述其余组织或器官中由一单个组织或器官受到超过 12 个规定了权重因数的器官的最高当量剂量的例外情况下，该组织或器官应取权重因数 0.025，而余下的上列其余组织或器官所受的平均当量剂量也应取权重因数 0.025

ICRP 2007 建议书重新推荐的组织权重因数与表 8-3 中的数值有所不同，大幅提高了乳腺的权重值，降低了性腺的权重值。具体数值见表 8-4。

表8-4　ICRP 2007 年建议书推荐的组织权重因子

组织	w_T	Σw_T
骨髓（红）、结肠、肺、胃、乳腺、其余组织 [a]	0.12	0.72
性腺	0.08	0.08

组织	w_T	Σw_T
膀胱、食道、肝、甲状腺	0.04	0.16
骨表面、脑、唾腺、皮肤	0.01	0.04

ᵃ 其余组织：肾上腺、外熊（ET）区、胆囊、心脏、肾、淋巴结、肌肉、口腔黏膜、胰、前列腺（♂）、小肠、脾、胸腺、子宫/子宫颈（♀）。

5. 集体剂量　群体所受的总辐射剂量的一种表示，定义为受某一辐射源照射的群体的成员数与所受的平均辐射剂量的乘积。集体剂量用人 - 希［沃特］（人·Sv）表示。

6. 集体有效剂量　对于一给定的辐射源受照群体所受的总有效剂量 S，定义为：

$$S = \sum_i E_i \big| N \qquad （式 8-11）$$

式中，为群体分组 i 中成员的平均有效剂量；为该分组的成员数。

集体有效剂量还可以用积分定义：

$$S = \int_0^\infty E \frac{dN}{dE} dE \qquad （式 8-12）$$

式中，$\frac{dN}{dE} dE$ 为所受的有效剂量在 E 和 $E + dE$ 之间的成员数。

（四）辐射监测实用量

1. 周围剂量当量 H*（10）　对于场所监测，评价有效剂量的辐射监测实用量是周围剂量当量 H*（10），其定义为：辐射场中某点的周围剂量当量 H*（10），是该点相应的齐向扩展场在 ICRU 球体内，逆齐向场方向的半径上深度 d（10mm）处所产生的剂量当量，其单位是 $J \cdot kg^{-1}$，专名是希［沃特］（Sv）。

ICRU 建议，对强贯穿辐射，d 为 10mm；H*（10）表示在 10mm 深度处。H*（10）是有效剂量的合理近似。而对弱贯穿辐射，d 为 0.07mm。

2. 定向剂量当量 H'（d，Ω）　辐射场中某点处的定向剂量当量 H'（d，Ω）是相应的扩展场在 ICRU 球体内沿指定方向 Ω 的半径上深度 d 处产生的剂量当量。对于弱贯穿辐射的场所监测，推荐 d=0.07mm，即定向剂量当量 H'（0.07，Ω）。对皮肤使用 0.07mm 深度，对眼晶体使用 3mm 深度，被分别记作 H'（0.07，Ω）和 H'（3，Ω）。在监测眼晶体的剂量时，ICRU 推荐 H'（3，Ω），d=3mm。定向剂量当量 H'（3，Ω）在实际当中是很少使用的，现有的测量仪表也很少有测量这个量的。ICRP2007 年建议书建议停止使用这个量，因如采用其他监测实用量来评价眼晶体所受到的剂量，也可以充分实现对眼晶体受照的监测。HP

（0.07）通常被用于这一特殊目的。

3. 个人剂量当量 HP（d） 个人剂量当量 HP（d）是指人体某一指定点下面适当深度 d 处的软组织内的剂量当量。这一监测实用量既适用于强贯穿辐射，也适用于弱贯穿辐射。对于强贯穿辐射，推荐深度 d=10mm，记作HP（10）；对于弱贯穿辐射所致皮肤、手和脚的当量剂量的评价，推荐深度d=0.07mm，记作HP（0.07）；对于眼晶体，推荐深度 d=3mm，记作HP（3）。

指定点通常是个人剂量计佩戴的位置。个人剂量当量 HP（d）的单位为$J \cdot kg^{-1}$，专用名为希［沃特］（Sv）。

HP（d）可以用佩戴在身体表面的且有相应厚度组织等效材料（或代用品）覆盖的探测器进行测量。个人剂量计需在适当的体模上进行刻度，推荐体模是 30cm × 30cm × 50cm 的 ICRU 组织等效材料厚板型体模。

三、测量的一般要求

（一）测量的定义

测量：按照某种规律，用数据来描述观察到的现象，即对事物作出量化描述。测量是对非量化实物的量化过程。在机械工程里面，测量指将被测量与具有计量单位的标准量在数值上进行比较，从而确定二者比值的实验认识过程。

（二）测量的要素

1. 测量的客体即测量对象 对几何量来说，包括长度、面积、形状、高程、角度、表面粗糙度以及形位误差等。由于几何量的特点是种类繁多，形状又各式各样，因此对于它们的特性，被测参数的定义，以及标准等都必须加以研究和熟悉，以便进行测量。

物理量的测量相对复杂，但基本原理类似。

2. 计量单位 国务院于 1977 年 5 月 27 日颁发的《中华人民共和国计量管理条例（试行）》第三条规定中重申："我国的基本计量制度是米制（即公制），逐步采用国际单位制。"1984 年 2 月 27 日正式公布中华人民共和国法定计量单位，确定米制为我国的基本计量制度。在长度计量中单位为米（m），其他常用单位有毫米（mm）和微米（μm）。在角度测量中以度、分、秒为单位。

国际制单位一般是十进倍数单位和分数单位，使用中应注意：

（1）单位与词头的名称，一般在叙述性文章中使用。为简单明了，在公式、图表中尽可能使用国际符号。

（2）尽可能使量的数值处在 0.1～1000。如 3.7×10^{12}Bq，可以写成3.7TBq；2.4×10^{-3}Sv，可以写成2.4mSv。

（3）不得使用重叠的国际制单位词头，如应使用 nSv，而不允许使用 mμSv；应使用 TBq，而不允许使用 kGBq。

3. 测量方法　在进行测量时所用的按类叙述的一组操作逻辑次序。对几何量的测量而言，则是根据被测参数的特点，如公差值、大小、轻重、材质、数量等，并分析研究该参数与其他参数的关系，最后确定对该参数如何进行测量的操作方法。

4. 测量的准确度　指测量结果与真值的一致程度。由于任何测量过程总不可避免地会出现测量误差，误差大说明测量结果离真值远，准确度低。准确度和误差是两个相对的概念。由于存在测量误差，任何测量结果都是以一近似值来表示。

（三）量值传递

检定和校准：

校准——自行确定监视及测量装置量值是否准确。属自下而上的量值溯源，评定示值误差。

检定——对计量特性进行强制性的全面评定。要求量值统一，判断量值是否符合规定要求。属自上而下的量值传递。

校准——除强制检定之外的计量器具和测量装置。检定属国家强制检定，主要有：计量基准器、计量标准器、用于贸易结算、安全防护、医疗卫生、环境监测的工作计量 7 类共 59 种。

校准——校准规范或校准方法，可采用国家统一规定，也可由组织自己制定。

检定——由国家授权的计量部门统一制定的检定规程。

校准——不具有强制性，属组织自愿的溯源行为。

检定——具有强制性，属法定计量管理范畴的执法行为。

校准的周期可由组织根据使用需要，自行确定，可以定期、不定期或使用前进行。检定周期，按我国法律规定的强制检定周期实施。

校准可以自校、外校或自校与外校结合。检定只能在规定的检定部门或经法定授权具备资格的组织进行。

校准是评定示值误差。检定是对计量特性进行全面评定，包括评定量值误差。

校准一般不判定是否合格，只评定示值误差，发出校准证书或校准报告。检定则是依据检定规程规定的量值误差范围，给出合格与不合格的判定。发给检定合格证书。

校准的结论一般是没有法律效力的技术文件。检定结论则为具有法律效力的文件，作为计量器具或测量装置检定的法律依据。

第二节 辐射探测器与测量要求

一、辐射探测器

利用核辐射与物质相互作用所产生的电离效应、发光现象、物理或化学变化进行辐射探测的元器件称为辐射探测器。辐射探测器的主要作用是把进入探测器灵敏区域的辐射转变为信号处理设备能够识别的信号,例如电、光、声、热等信号。根据探测器给出的这些信息直接或间接地确定辐射的种类、能量、强度或核素的寿命等。

(一)辐射探测的基本过程

辐射探测器种类繁多,用于不同目的的辐射探测器工作原理和工作过程也不尽相同。一般而言,辐射探测器的物理工作过程大致可分为以下几个步骤:①辐射粒子摄入探测器的灵敏体积;②入射粒子通过电离、激发等效应在探测器中沉积能量;③探测器通过各种机制将沉积能量转换成某种形式的输出信号;④主机(信号处理系统)通过一系列过程和程序将接收到的信号转换成可读取或可保存的剂量值或剂量率值。

(二)典型的辐射探测器

探测器的主要功能是用来探测射线(或粒子),根据其探测介质类型及作用机制主要分为气体探测器、闪烁探测器和半导体探测器3种。

1. 气体探测器 气体探测器以气体为工作介质,由入射粒子在其中产生的电离效应形成输出信号、主机(工作电路)对信号进行处理并输出探测结果的探测器。气体探测器一般指电离室、正比室和 G-M 管等 3 类探测器。它们的共同特点是通过收集射线穿过工作气体时产生的电子 - 正离子对来获得核辐射的信号。气体探测器的优点是探测灵敏。

2. 闪烁探测器 闪烁探测器是利用辐射在某些物质中产生的闪光效应来探测电离辐射的探测器。闪烁探测器通常由闪烁体、光导、光电倍增管、管座及分压器、前置放大器、磁屏蔽及暗盒等组成。闪烁探测器通常有无机闪烁体[NaI(Tl)、Cs(Tl)和 ZnS(Ag)]、有机闪烁体以及气体闪烁体。其中无机闪烁体最为常用。其工作的基本过程是辐射射入闪烁体,使闪烁体原子、分子电离或激发,受激原子退激而发出波长在可见光的荧光,荧光光子被收集到光电倍增管(PMT)的光阴极,通过光电效应打出光电子,电子倍增,并在阳极输出回路输出信号。这类探测器探测效率高,并能够进行射线能量的测量。

3. 半导体探测器 电离辐射在半导体探测器的灵敏体积内产生电子 - 空穴对,电子 - 空穴对在外加电场的作用下迁移而形成输出信号。半导体探测器的工作原理和气体电离室类似，有时也可加工成固体电离室。这种探测器的特点是线性响应好、能量分辨率佳、γ射线探测效率较高，与闪烁探测器类似。半导体探测器广泛地应用在各类射线的检测仪器上，特别是在γ能谱测量领域，有着不可替代的作用。

（三）辐射探测器的一般结构

用于辐射防护检测的仪器一般由探测器和主机两部分组成。目前使用的便携式辐射防护检测仪分为两种情况，一种是探测器可与主机分离，根据检测的需要，检测时可更换不同的探测器，完成检测；另一种是探测器和主机整合在一起，这种仪器检测射线种类往往单一，但部分仪器可通过操作界面上的功能键，实现部分检测功能。

二、放射诊疗相关放射防护检测依据

医疗卫生行业的辐射检测主要有两大类，一是放射工作场所的辐射水平检测和放射诊疗设备的防护性能也就是放射防护检测；另一类是放射诊疗设备质量控制检测（包括验收检测、性能检测和稳定性检测）。放射卫生技术服务机构对放射诊疗设备性能及防护、放射诊疗工作场所放射防护等进行的检测是根据《中华人民共和国职业病防治法》《放射性同位素与射线装置安全和防护条例》及《放射诊疗管理规定》等法律、法规的授权，具体的检测方法、步骤、程序和检测项目则是依据一系列国家标准、职业卫生标准和卫生行业标准。常用的3类具体标准如下：

GB 11930—2010　操作非密封源的辐射防护规定
GB 16348—2010　医用X射线诊断受检者放射卫生防护标准
GB 16351—1996　医用γ射线远距治疗设备放射卫生防护标准
WS 533—2017　临床核医学患者防护要求
GB 16362—2010　远距治疗患者放射防护与质量保证要求
GB/T 17982—2000　核事故应急情况下公众受照剂量估算的模式和参数
GB 18871—2002　电离辐射防护与辐射源安全基本标准
GBZ 113—2006　核与放射事故干预及医学处理原则
GBZ 114—2006　密封放射源及密封γ放射源容器的放射卫生防护标准
GBZ 120—2006　临床核医学放射卫生防护标准
GBZ 121—2017　后装γ源近距离治疗放射防护要求
GBZ 126—2011　电子加速器放射治疗放射防护要求
GBZ 130—2013　医用X射线诊断放射防护要求
GBZ 131—2017　医用X射线治疗放射防护要求

GBZ 133—2009 医用放射性废物的卫生防护管理

GBZ 134—2002 放射性核素敷贴治疗卫生防护标准

GBZ 136—2002 生产和使用放射免疫分析试剂(盒)卫生防护标准

GBZ/T 146—2002 医疗照射放射防护名词术语

GBZ 161—2004 医用γ射束远距治疗防护与安全标准

GBZ 165—2012 X射线计算机断层摄影放射防护要求

GBZ 168—2005 X、γ射线头部立体定向外科治疗放射卫生防护标准

GBZ 178—2017 粒籽源永久性植入治疗放射防护要求

GBZ 179—2006 医疗照射放射防护基本要求

GBZ/T 180—2006 医用X射线CT机房的辐射屏蔽规范

GBZ/T 183—2006 电离辐射与防护常用量和单位

GBZ/T 184—2006 医用诊断X射线防护玻璃板标准

GBZ/T 201.1—2007 放射治疗机房的辐射屏蔽规范 第1部分:一般原则

GBZ/T 201.2—2011 放射治疗机房的辐射屏蔽规范 第2部分:电子直线加速器放射治疗机房

GBZ/T 220.2—2009 建设项目职业病危害放射防护评价规范 第2部分:放射治疗装置

WS 76—2017 医用常规X射线诊断设备质量控制检测规范

三、放射防护检测仪器的选择与操作

(一)放射防护检测仪器的选择原则

辐射本身种类繁多、特点各异,在实际工作中,辐射测量设备的选择是否合适直接影响到检测结果的准确性。一般遵循以下原则:

1. 根据辐射场的种类选择仪器;

2. 根据辐射场的强度选择仪器;

3. 根据辐射场的能量选择仪器;

4. 应考虑剂量率响应;

5. 应考虑能量响应。

(二)放射防护检测仪器的操作方法及注意事项

考虑实际工作的需要,本部分内容主要针对便携式的放射防护检测仪器进行介绍。按照检测功能和应用范围分外照射防护检测主要有X、γ射线测量仪,环境X、γ剂量率仪和中子剂量当量仪3类。放射性表面污染检测主要有α、β表面污染检测仪(直接测量)和α、β计数器(间接测量)。

1. 常用放射防护检测仪器

（1）X、γ射线测量仪和环境 X、γ射线剂量率仪：两者在放射防护测量中应用最为广泛，通常均可以用于外照射剂量率的测量，区别在环境 X、γ射线剂量率仪在低剂量率水平上的响应往往比防护级的 X、γ射线测量仪要灵敏，测量精度高。因此，在测量环境剂量率水平时，需要使用环境级的检测设备。

（2）α、β表面污染检测仪：这类仪器通常用于可能有放射性污染的工作场所或人员的污染测量。

（3）中子剂量当量仪：对于可能存在中子的工作场所，往往需要使用中子当量仪对中子辐射水平进行检测。

2. 便携式放射防护检测仪器的基本操作方法及注意事项　对于探测器和主机分体的测量仪器，在开机前应连接好探测器和主机，保证连接稳固、不松动。然后，启动开机按钮（或开关），进行自检，检查电量（电压）是否满足测量要求。一般情况下，大部分仪器待仪器示值稳定后，可以开始测量。个别测量仪器可能需要根据测量场所的辐射水平调整相应的档位后，才能进行测量。

需要注意的是，在测量 α、β表面污染时，应考虑 γ射线的干扰，当不能排除 γ射线干扰时，需要采用间接测量 α、β表面污染，如采用擦拭法。按一定的操作方法和原则擦拭后，将擦拭纸放入标定好的 α、β计数器样品盘内进行测量，注意不要污染测量仪器。

第三节　放射诊疗相关辐射检测

一、外照射放射防护检测

一般在正常工作状态下，对工作场所的辐射水平进行测量。必要时，选择最大工作条件进行测量。测量时，首先进行巡测，巡测时应控制巡测的移动速度和距屏蔽体的距离（一般情况下距离屏蔽体 30cm，对于贮源容器往往需要测量距离源容器表面 5cm 和 100cm 处的剂量率）。巡测发现剂量率较高时，应进行定点测量，至少读取 3～5 个测量值。

（一）医用诊断 X 射线工作场所

1. 测量布点原则　测量点应尽量选择人员在机房周围可能停留的区域，除周边外，应关注上下层。重点选择主射束的投照方向、防护门、观察窗以及工作人员的操作位。对于防护门和观察窗除测量主平面外，还应考虑周边的搭接缝隙。检测点设置应符合以下要求：

（1）控制室门/机房门：门外 30cm 离地面高度为 1.3m 处测门的左、中、右侧 3 个点和上、下 2 个点；

（2）工作人员操作位：距地面高度 1m 处，测左侧、正中、右侧 3 个点；

（3）观察窗：观察窗外 30cm 处上、下、左、中、右侧 5 个点，观察窗面积小于 900cm² 时检测点酌情减少；

（4）防护墙：防护墙外 30cm 离地面高度为 1.3cm 处，主射线照射处 3 个点，其他位置 2 个点；

（5）机房上方：对于人员可能到达的机房屋顶，在其上方 1m 针对 X 射线机处不少于 2 个点；

（6）机房下方：对于人员可能到达的机房下方，在离地面 1.7m 针对 X 射线机处 2 个点；

（7）通风管道与穿墙管线洞口：在人员可达到的通风管道与穿墙管线洞口处测 1 个点。

对新安装的或经过重大维修医用诊断 X 射线机，在额定管电压、额定管电流或装置可达到的最高曝光条件下检测。检测点必须包括上述各点。对医用诊断 X 射线机的常态检测，普通 X 线透视机选用 70kV/3mA；有自动照射量率控制的透视机，加 40mm 铝衰减层；摄片机和其他 X 射线机选用常用体位相应条件。检测点必须包括上述各点，其他可根据实际情况选择。

测量点的布置如图 8-1 所示。

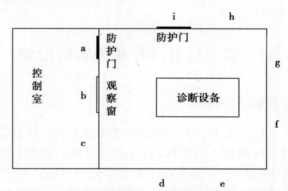

图 8-1 放射诊断工作场所测量点布置示意图

2. 检测结果的记录 首先保证检测记录清晰、工整。除记录检测结果外，还应记录可能影响检测结果的有关信息，如检测条件（电压、电流、投照方向、气压以及温度等），为了保证检测结果可以溯源，检测仪器的型号及检定有效期、被检设备有关参数、检测时间以及检测人等有关信息也是必要的。为了保证检测结果的可信度，在同一测量位置应至少检测 3~5 次，并分别记录。在快速检测进行定性粗略判定时可测量 1 次。

3. 注意事项 CT 检测时，应使用模体。

（二）放射治疗工作场所

1. 测量布点原则　其测量点的布置与放射诊断工作场所的要求基本相同。需要注意的是当加速器能量大于 10MV 时，在测量 X、γ 剂量率的同时还需测量中子剂量水平以及加速器治疗头的感生放射性水平。对于采用放射性同位素（如钴 -60、铱 -192）的治疗场所，还应测量贮源容器周围的辐射水平。测量点的布置如图 8-2 所示。

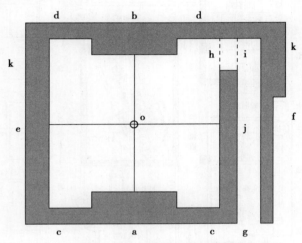

图 8-2　放射治疗工作场所测量点布置示意图

2. 检测结果的记录　检测结果的记录要求参见"医用诊断 X 射线工作场所检测结果的记录"。

3. 注意事项　对于加速器工作场所，应在最大工作条件（如最高能量和最大剂量率）下进行测量，测量防护墙和防护门时应选择适当的照射方向及使用模体等检测条件。根据加速器机房顶部的辐射水平，考虑是否需要测量天空反散射。

（三）核医学放射工作场所

1. 测量布点原则　与放射诊断和治疗工作场所不同的是核医学工作场所除了考虑 γ 射线外照射测量外，还应考虑 α、β 表面污染测量。γ 射线外照射辐射水平测量的布点原则参照放射诊断和治疗工作场所的布点。需要注意的是，布点一定要全面。同时需注意，核医学工作场所为开放性放射工作场所，注射放射性药物后的患者应视为可移动放射源，总体选点和实际测量时的情况比放射诊断和放射治疗工作场所复杂得多。

核医学诊断场所（SPECT 和 PET-CT）至少应包括放射性药物生产和制备场所（^{99}Mo-^{99m}Tc 淋洗场所和回旋加速器及合成场所）、质控场所、注射场所、

注射放射性药物后的受检者居留场所、检查场所以及走廊、观察室等。SPECT
和 PET-CT 检查工作场所示意图如 8-3 所示。

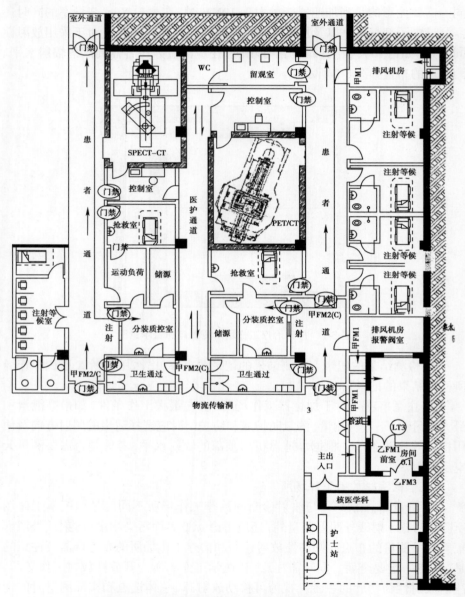

图 8-3　SPECT 和 PET-CT 检查工作场所示意图

核医学治疗场所（碘 -131）至少应包括放射性药物贮存场所、分装场所、
服用场所、服用放射性药物的患者居留场所等。

2. 检测结果的记录　检测结果的记录要求参见"医用诊断 X 射线工作场所检测结果的记录"。

3. 注意事项　测量 PET-CT 或 SPECT 检查室辐射水平时,应在受检者进入检查室并在 CT 开始检查时进行;对于注射放射性药物患者的休息室,应尽可能在最大容纳受检者条件下测量。如果有放射性排污管道(可能对人员造成影响时),应测量其屏蔽效果,尤其是有碘 -131 治疗的情况。

二、α、β 表面污染检测

一般情况下在距测量表面 0.5cm 处测量 α 污染,距测量表面 1.0cm 处测量 β 污染。测量现场如有 γ 辐射影响,首先考虑间接测量,如果现场间接测量不能开展时,可先考虑距测量表面 1.5m 以上位置计数,再在所测表面分别测量 α 和 β 污染计数,后者计数减去前者计数,即分别为所测表面 α 和 β 污染计数,但这种检测方法仅能作为非常规的粗略判定方法。

(一)测量布点原则

以核医学科为例,至少应包括放射性药物生产和制备场所的台面和地表、质控场所、注射场所、检查场所(主要是检查床)、注射放射性药物的受检者休息和留观场所等。此外,放射性药物注射人员的手套、衣服和手部也应纳入测量范围。

(二)检测结果的记录

参见"医用诊断 X 射线工作场所检测结果的记录"。

(三)注意事项

α、β 表面污染检测需要注意的是避免检测设备被污染,排除 γ 辐射影响。

三、数据处理和判定

(一)数据处理

在实际放射工作场所辐射剂量和放射性污染检测中,检测仪器的显示值只是一个数字,不可能仅根据显示值就给出工作场所辐射场准确的剂量水平和污染水平,需要对测量数据进行适当的处理,才能获得最终正确的辐射剂量测量结果。

1. 检测仪器显示值的处理　目前国内外使用的 X/γ 巡测仪、X/γ 剂量(率)仪、中子周围剂量当量(率)仪等仪器,一般显示值可显示两位小数数位,单位为 μSv/h,但有的仪器可以显示 3 位小数数位,单位为 μSv/h,或显示整数,单位为 nSv/h。

对于显示两位小数数位的仪器,百分位数值是可疑值,即不是一个确定的值,在数据处理后,检测结果可以保留到十分位。

对于显示 3 位小数数位的仪器,千分位数值是可疑值,即不是一个确定的值,在数据处理后,检测结果应保留到百分位。如显示值是以 nSv/h 单位显示的整数值,则在数据处理后,应将 nSv/h 单位显示的整数值转换为以 μSv/h 为单位示值。其关系为:$1\mu Sv/h=10^3 nSv/h$。

2. 测量结果的处理

(1)测量关注点测量 3~5 个读数值,按式 8-13 计算其平均值:

$$\bar{X} = \frac{1}{n}\sum_{i=1}^{n} X_i \qquad (式 8\text{-}13)$$

式中,$\bar{X}$ 是平均值;n 是测量数据的个数;X_i 是第 i 个仪器读数值。

(2)对于 ≥ 10MV 的医用加速器,应检测中子辐射剂量当量率,所测位置的总辐射剂量当量率为中子辐射剂量当量率与 X 射线辐射剂量当量率之和。

(3)数据修约规则　需保留位数的后位数为 4 及以下时舍弃;需保留位数的后位数为 6 及以上时进 1;需保留位数的后位数为 5,且 5 后为 0 时,5 前为奇数则进 1,5 前为偶数则舍去。

(二)不确定度评定

1. 仪器的不确定度评定

A 类标准不确定度定义为:测量值平均值的标准差。

B 类标准不确定度不能由测量值导出,检测仪器的不确定度主要由 B 类标准不确定度构成,主要来源是校准因子不确定度、仪器的非准确性、能量响应的偏差、角响应的偏差。仪器的测量偏差很小时,A 类标准不确定度可忽略不计,只按 B 类标准不确定度计算检测仪器的总不确定度。

总不确定度由 A 类标准不确定度和 B 类标准不确定度合成得到。合成标准不确定度按式 8-5 计算:

$$u_e = \sqrt{u_A^2 + u_B^2} \qquad (式 8\text{-}14)$$

式中,u_e 为 A 类不确定度和 B 类不确定度的合成不确定度;u_A 为 A 类不确定度;u_B 为 B 类不确定度。

2. 仪器可探测下限(MDL)的确定　仪器可探测下限是指仪器能探测到的辐射剂量或 α、β 污染水平的最小限值。仪器操作手册或技术说明书如果规定了,按其规定值,如没有规定,可按下列方法进行确定。

便携式剂量检测仪器的 MLD 确定

这里仅介绍一种简便易行的办法——仪器本底计数标准偏差的 3 倍计算确定不确定度。实验室放射性检测仪器的 MDL 通常采用这种方法。可以借鉴用于确定便携式剂量检测仪器的 MDL。其方法如下:

在距地面 1m 的条件下,测量环境辐射本底水平,取较大样本量(不少于

50 个数据），计算其测量结果或标准偏差。如测量结果的标准偏差为 5nSv/h，则该仪器的 MDL 为：

$$3 \times 5\text{nSv/h}=15\text{nSv/h}=0.015\mu\text{Sv/h} \approx 0.02\mu\text{Sv/h}$$

即：如测量结果（扣除本底）大于 $0.02\mu\text{Sv/h}$，则认为探测到辐射，予以记录；如测量结果（扣除本底）小于 $0.02\mu\text{Sv/h}$，则结果应按小于可探测下限（或 < MDL）表示。

α、β 表面污染测量仪器的 MDL 确定

可探测限可按式 8-3 计算：

$$\text{MDL}(\text{Bq})=\frac{k}{\varepsilon}\sqrt{\frac{n_0}{t}} \qquad （式 8-15）$$

式中，k 为包含因子，此式中取 1；ε 为仪器探测效率；n_0 为仪器本底计数率，cps；t 为测量时间，单位 s（秒）。

【示例 1】已知仪器测量镅 -241（^{241}Am）的 α 粒子探测效率为 22%，本底计数率为 0.2cps，测量时间为 30 秒，试计算仪器检测 ^{241}Am 的 α 粒子的 MDL。

计算：

若已知仪器测量 ^{241}Am 的 α 粒子的 MDL，则根据仪器检定给出的表面活度响应即可计算出探测下限应对应的仪器计数率（cps）。可按式 8-16 计算：

$$\text{MDL}(\text{Bq/cm}^2)=\frac{N_i}{R_i} \qquad （式 8-16）$$

经变换后，则有：

$$N_i=\text{MDL}(\text{Bq/cm}^2) \times R_i \qquad （式 8-17）$$

式中，N_i 为对应 α 粒子或 β 粒子的可探测下限（cps）；R_i 为仪器对 α 粒子或 β 粒子的表面活度响应，$\text{s}^{-1} \cdot \text{Bq}^{-1} \cdot \text{cm}^2$。

【示例 2】已知 α、β 表面污染测量仪对 α 粒子的表面活度响应为：$R_\alpha=35.82\text{s}^{-1} \cdot \text{Bq}^{-1} \cdot \text{cm}^2$，$\text{MDL}_\alpha$ 为 0.37Bq/cm^2，对 β 粒子的表面活度响应为：$R_\beta=77.67\text{s}^{-1} \cdot \text{Bq}^{-1} \cdot \text{cm}^2$，$\text{MDL}_\beta$ 为 2.12Bq/cm^2，试计算其对应的最小可探测计数率（cps）。

N_α 计算：

$$N_\alpha=0.37 \times 35.82=13.25\text{cps}$$

同理可计算 N_β：

$$N_\beta=2.12 \times 77.67=164.66\text{cps}$$

若想降低 MDL，则应延长测量时间。其他型号的 α、β 表面污染测量仪的 MDL 也可参照该方法确定。

（三）判定

测量结果确定后，可参考表 8-5 和表 8-6 列出的控制值进行判定，但还应结合实际的工作情况等因素进行综合分析。

表 8-5 工作场所的外照射剂量率控制水平

序号	项目	控制值	备注
1	普通 X 射线诊断机房	GBZ 130—2013，主射束防护墙 2mmPb，副防护墙 1mmPb； 一般可参考，距机房外表面 0.3m 处，周围剂量当量率小于 2.5μSv/h。	
2	CT 机房	GBZ/T 180—2006，年有效剂量小于 0.25mSv（相应的周围有效剂量小于 5μSv）。在距机房外表面 0.3m 处，空气比释动能率小于 7.5μGy/h。 GBZ 165—2012，年有效剂量小于 0.25mSv（相应的周围有效剂量小于 5μSv）。在距机房表面 0.3m 处，空气比释动能率小于 2.5μGy/h。	
3	加速器机房	GBZ 126—2011，加速器迷宫处、控制室和加速器机房墙外 30cm 处的周围剂量当量率应不大于 2.5μSv/h。 对不需要人员到达并只有借助工具才能进入的机房顶，考虑公众和偶尔到达机房顶的人员的年剂量后，机房顶外 30cm 处的剂量率参考控制水平可按 100μSv/h 控制。	机房外工作人员周控制水平 ≤ 100μSv/周，公众控制水平 ≤ 5μSv/周。
4	后装治疗机房	GBZ 121—2017，贮源容器表面 5cm 不大于 100μGy/h，墙外没有明确规定，可参考 GBZ 168—2005，屏蔽体外平均剂量当量率小于 2.5μSv/h。	GBZ 125—2009
5	钴 60 治疗机房	GB 16351—1996，墙外没有明确规定，GBZ 161—2004，屏蔽体外平均剂量当量率小于 2.5μSv/h。	
6	立体定向治疗机房	GBZ 168—2005，保证在距治疗室墙体外 30cm 可达界面处停留的医务人员（不含放射工作人员）或其他公众成员所受到的平均年有效剂量不超过 1mSv，该处因透射产生的空气比释动能率一般应不大于 2.5μSv/h。	

表 8-6　工作场所的放射性表面污染控制水平

类型		α 放射性物质 Bq/cm²		β 放射性物质 Bq/cm²
		极毒性	其他	
工作台、设备、墙壁、地面	控制区 a	4	4×10	4×10
	监督区	4×10^{-1}	4	4
工作服、手套、工作鞋	控制区 监督区	4×10^{-1}	4	4
手、皮肤、内衣、工作袜		4×10^{-2}	4×10^{-2}	4×10^{-1}

控制区 a: 该区内的高污染子区除外

四、仪器检定 / 校准与日常维护

（一）仪器检定 / 校准

为保证仪器检测结果的准确性,便携式放射防护检测仪器需定期送国家计量部门进行检定或校准。计量部门出具检定或校准证书,并注明检定或校准的有效期。出具检测结果的检测设备应在检定或校准的有效期内。一般情况下,上述提到的便携式检测设备应每年送计量部门检定或校准一次。

（二）仪器维护

为保证检测仪器处于正常工作状态,需要对检测设备进行定期维护。对于预期长期不使用的检测设备,最好取出电池。每隔一段时间,重新装入电池,开机一段时间,以保证仪器的电子线路通畅。

对于高压电离室型检测仪器,应定期检验其高压状态。

条件允许时,检测仪器的存放场所的温度、湿度应处于恒定状态。

五、检测人员的个人防护

为了避免检测人员受到不必要的照射,可根据检测现场的实际情况,为检测人员配备铅衣、铅帽、铅眼镜等防护用品。一般情况下,上述防护用品常用于低能（< 150keV）X 射线工作场所,对于高能 X（加速器）、γ 射线（如钴 -60、碘 -131 等）上述防护用品防护效果有限,因此检测人员如需进入高能 X、γ 射线工作场所,应尽可能采取减少测量时间和增大与射线源的距离方式进行防护。进入上述工作场所,应佩戴个人剂量报警仪,以便对工作场所的辐射水平进行实时掌握,降低受照剂量。